Natriumbicarbonat

Krebstherapie mit Natron. Woher der Krebs kommt, wie man ihn heilen kann und warum die Schulmedizin das nicht wahrhaben will.

Sven Seidel

Inhaltsverzeichnis

Krebs heute

Es gibt etwas, wovor jeder Mensch Angst hat: „Diagnose Krebs". Warum haben wir Angst davor? Haben wir Angst vor einer Erkältung? Haben wir Angst vor der Grippe? Nein! Diese Krankheiten erscheinen ungefährlich. Dabei ist diese Wahrnehmung nur bedingt richtig. Wenn man zurückblickt, dann wird man sehen, dass vor der industriellen Revolution mit all dem medizinischen Fortschritt auch die Grippe oftmals tödlich verlief und jede Erkältung sich zu einer Grippe aufschwingen konnte. Warum also die Angst vor der „Diagnose Krebs?" Weil Krebs tödlich und fast unheilbar ist. Leider, oder vielleicht glücklicherweise, ist der zweite Teil dieser Aussage eine Lüge.

Krebs ist tödlich. Das steht fest. Der Tod, den der Krebs bringt, ist weder schön noch schmerzlos noch kurz. Dem Tod voran geht der Verlust der Schönheit, Haare, Kraft und jeglicher Form von Lebensqualität. Die Angst davor ist also verständlich, doch es ist nicht unbedingt der Tod, der uns Angst macht. Es ist die Unausweichlichkeit, die damit verbunden ist.

Wie stellen wir uns den Verlauf einer Krebserkrankung vor? Wir haben Beschwerden, wir gehen zum Arzt und dieser stellt die unheilvolle Diagnose. Was dann folgt, ist eine Behandlung, die den Körper mitnimmt und oftmals weit schlimmer ist, als die eigentliche Erkrankung. Dann, nach Jahren des Leidens unter den verschiedenen Behandlungen sterben wir dennoch an dieser Krankheit. Da ist die Angst vor der „Diagnose Krebs" also mehr als gerechtfertigt. Was aber,

1

wenn der Tod doch unausweichlich ist? Was, wenn es tatsächlich sehr einfach und billig ist, den Krebs zu heilen? Und was, wenn man dem Krebs sogar vorbeugen kann? Das wäre die Sensation des Jahrhunderts und es würde eine gewaltige Lüge entlarven.

Wenn wir uns die Krebsbehandlung heute anschauen, dann stoßen wir auf ein sehr dringendes Problem und auf eine sehr fragwürdige Behandlung. Dies erhöht die Dringlichkeit für ein wirksames und dabei erschwingliches Heilmittel.

Krebs ist keine ausschließlich neue Erkrankung. Sie hat also nicht unbedingt nur etwas mit unserem heutigen Luxusleben als solches zu tun, doch, wenn man sich den Krebs beziehungsweise dessen Geschichte anschaut, dann scheint unser heutiges Luxusleben den Krebs zu begünstigen. Das wiederum wird, wie wir bald sehen werden, noch ein weiteres Argument für die neue Behandlung darstellen.

Bevor wir uns aber in die Behandlung vertiefen, werfen wir erst einmal einen kurzen Blick darauf, was Krebs eigentlich ist. Der Blick ist wirklich nur kurz, denn wir widmen das nächste Kapitel der Herkunft des Krebses, welche nämlich trotz aller Forschung und allen Fortschritts noch immer nicht vollständig geklärt ist.

Zusammengefasst hat Krebs nach der heute postulierten Ansicht der Schulmedizin insgesamt drei Quellen. Die erste Quelle sind Virusarten. Das ist mit Sicherheit bei einigen Krebsarten auch der Fall und es erklärt auch, warum der Krebs heutzutage immer mehr um sich greift. Ein Virus, einmal entstanden oder einmal in die Spezies Mensch eingebracht, kann sich erheblich verbreiten. Das zeigt nicht nur der Krebs, sondern das kann man auch an AIDS, SARS und Ebola erkennen. Hier haben sich die Viren vor nicht allzu langer Zeit in die Spezies Mensch eingebracht. Während sich AIDS schleichend und stetig ausbreitet, begann SARS mit einer Epidemie und scheint derzeit zu schlafen und Ebola schaffte es wiederholt, ganze Landstriche heimzusuchen.

Eine zweite Quelle sind Prozesse des Immunsystems, die falsch ablaufen. Dabei richten sie sich gegen den Körper und produzieren daraufhin Krebszellen. Auch diese Quelle ist mit der heutigen Entwicklung durchaus in Einklang zu bringen. Wenn man nämlich diese Theorie verfolgt, dann ist Krebs eine extreme Form der Allergie. Wie wir alle wissen, greifen Allergien ebenfalls epidemisch um sich.

Die dritte Quelle sind Umwelteinflüsse. Diese liegen in Form von Karzinogenen vor. Das sind Krebs auslösende Stoffe, die auf unseren Körper in mehreren Wegen Einfluss nehmen. Sie können über die Nahrung in den Körper gelangen. Man kann sie einatmen oder man nimmt sie über die Haut auf. In allen Fällen lösen sie Prozesse im Körper aus, deren Folge Krebs ist. Diese Prozesse können chemischer Natur sein. Sie bringen eine Chemikalie in den Körper ein, welche das Erbgut verändert. Diese Prozesse können aber auch rein mechanischer Natur sein. Dabei werden die kleinen Partikel vom Körper absorbiert, wobei sie mit ihren stofflichen Eigenschaften die Zellen des Körpers beschädigen. Diese Schäden wiederum führen zu einer Veränderung des Erbgutes der Zellen, woraufhin diese entartet und einen Tumor bildet.

Auch die dritte Quelle steht mit der Vermehrung der Krebsfälle durchaus in Verbindung. Niemals zuvor war der Mensch dermaßen vielen negativen Umwelteinflüssen ausgesetzt. Dazu zählt die Luftverschmutzung mit den verschiedensten Chemikalien. Das reicht von den Abgasen der Autos über die Schornsteine der Fabriken bis hin zu den Bauarbeiten. Da gerade im Häuserbau immer mehr Chemikalien verwendet werden, gelangt auch mehr davon beim Abriss oder dem Bau von Gebäuden in die Luft und damit über die Lunge in unseren Körper.

Auch innerhalb unserer Wohnung sind wir von der Luftverschmutzung betroffen. Die Bauchemikalien gelangen dort ungehindert in unsere Lungen. Damit nicht genug. Auch die anderen Chemikalien, denen wir innerhalb unserer Wohnung ausgesetzt sind, verunreinigen die Luft. Da ist zum Beispiel die Wäsche, die wir mit den heutigen chemischen Waschmitteln behandeln. Da sind verschiedene Teppichreiniger. Da sind verschiedene Kunststoffprodukte, die einen gewissen Geruch, dem Neuwagengeruch nicht unähnlich, verbreiten und da ist natürlich der Neuwagen selbst mit seinem typischen Geruch. All diese Plastikpartikel, die in der Luft schweben und den Geruch erzeugen, eignen sich auch hervorragend, um Krebs zu verursachen. Das bedeutet jetzt nicht, dass man nur von einem einmaligen Einatmen Krebs bekommt, doch wenn man diesen Gerüchen lange Zeit ausgesetzt ist, erhöht man seine Chancen auf die „Diagnose Krebs".

Die Luftverschmutzung hört hier aber nicht auf. Da sind verschiedene Sprays, die wir benutzen. Nicht jeder davon ist schädlich, doch Insektensprays und diverse Reinigungssprays können Auswirkungen haben und haben diese schon nachweislich gezeigt.

Neben der Luftverschmutzung ist es das Wasser, das die verschiedensten Krebs auslösenden Stoffe in unseren Körper bringt. Natürlich ist zum Beispiel das Leitungswasser gereinigt, keine Frage. Doch man sollte damit vorsichtig sein, denn was rein ist, das bestimmen Grenzwerte. Nicht immer sind die Grenzwerte niedrig genug. Nun mögen einige sagen, dass man die Reinheit feststellen oder ihr auf die Sprünge helfen kann. Ersteres geht mit einem gesunden Chlorgeruch und Letzteres geht zum Beispiel mit dem Abkochen des Wassers. Beides ist jedoch falsch. Krebs auslösende Stoffe sind oftmals Chemikalien. Chlor ist jedoch gegenüber diesen nicht nur absolut nutzlos, es ist selbst eine Chemikalie. Abkochen tötet, so wie Chlor, Bakterien und Viren. Chemikalien jedoch leben nicht und sind demnach davon nicht betroffen.

Neben dem Wasser nehmen wir auch eine Menge Chemikalien über unsere Nahrung auf. Da sind es die vielen Zusatzstoffe in der Nahrung, die so manches Nahrungsmittel bedenklich machen. Damit aber nicht genug. Da sind Pestizide auf dem Obst. Auch das ist noch nicht alles. Da sind die medizinischen Stoffe, die wir über das Fleisch aufnehmen. Diese wurden den Tieren verabreicht, um sie gegenüber Krankheiten widerstandsfähiger zu machen. Das ist wiederum nötig, weil die meisten Tiere nicht natürlich gehalten werden und so auch keine natürlichen Abwehrkräfte aufbauen können.

Unsere Haut wiederum ist ein anderes Eintrittstor für Krebs auslösende Stoffe. Da sind die Reinigungsmittel in unserer Kleidung. Da ist die Umweltbelastung, die natürlich auch unsere Haut angreift. Da ist die UV-Belastung durch die Sonneneinstrahlung und da sind die verschiedenen anderen Strahlungsquellen, denen wir ausgesetzt sind. Das reicht von der Restradioaktivität, die sich nach den Unfällen der Atomkraftwerke und nach den Atomwaffentests noch immer in der Atmosphäre befindet über die heutigen Kernkraftwerke bis hin zur gesteigerten Sonneneinstrahlung durch die Zerstörung der Ozonschicht.

Egal, aus welcher Quelle der Krebs kommt, die Folge ist ein entartetes Wachstum. Die betroffenen Zellen sind in ihrem Erbgut beschädigt. Das führt zu einer grenzenlosen Wucherung. Während es normal ist, das Zellen wachsen, sich teilen und irgendwann absterben, übertrifft dieses grenzenlose Wachstum die normalen Wachstumsraten bei Weitem. Dadurch entsteht ein Haufen zusammenhaftender Zellen, der beständig größer und größer wird. Dieser Haufen zusammenhaftender Zellen bildet den eigentlichen Tumor. Dieses Wachstum setzt sich auch dann fort, wenn die eigentliche Ursache längst nicht mehr vorhanden ist. Wenn man also alle Krebs auslösenden Stoffe entfernt hat und jegliche Form von Strahlung aus der Umwelt entfernt, wird der bereits bestehende Tumor nicht aufhören, zu wachsen.

Der Tumor ist dabei einfach nur aus ganz normalen Körperzellen entstanden. Das macht auch die Bekämpfung des Tumors so schwer. Was auch immer die Krebszellen angreift, greift auch die gesunden Zellen des Körpers an.

Als ob das nicht schon genug schlechte Nachrichten wären, bewirkt das Anwachsen des Tumors eine weitere sehr negative Folge. Der Tumor hat sich in einem Organ eingenistet. Dieses Organ wird über zwei Systeme mit Sauerstoff und Nährstoffen versorgt. Diese sind der Blutkreislauf und das Lymphsystem. In beiden zirkuliert jeweils eine Flüssigkeit, das Blut und die Lymphflüssigkeit. Der Tumor wird irgendwann in seinem Wachstum einen Punkt erreichen, wenn er entweder in ein Blut- oder ein Lymphgefäß einbricht oder sogar beides. Jetzt wird das Ganze sehr gefährlich. Ist der Tumor einmal in einen solchen Kreislauf gelangt, dann können Teile des Tumors abbrechen. Diese schwimmen dann innerhalb des Blutes oder der Lymphflüssigkeit und gelangen in andere Organe. Dort können sich diese kleinen Teile des Tumors einnisten und einen neuen Tumor bilden. Außerdem können sie die Zellen des betroffenen Organs ebenfalls in ihrem Erbgut schädigen, sodass diese selbst zu Krebszellen werden. Dieser Prozess des Abbrechens und Einnistens in einem anderen Organ ist das sogenannte Bilden von Metastasen. Dann ist der Tumor ein bösartiger Tumor, der sich über den ganzen Körper ausbreitet.

Nun haben wir bereits erwähnt, dass der Krebs nicht unbedingt eine neuartige Erkrankung darstellt und ebenfalls, dass er sich als Krankheit heutzutage weit mehr ausbreitet, als jemals zuvor. Wenn man sich die Aufzeichnungen griechischer und römischer Ärzte ansieht, dann wird man dort bereits Hinweise auf Krebs entdecken. Dabei hatte diese Krankheit natürlich einen anderen Namen.

Das erste Mal taucht Krebs bei Hippokrates auf. Ohne diese Krankheit als Krebs zu benennen, ist sie jedoch dank seiner Beschreibungen als Krebs identifizierbar. Nach dem Verständnis seiner Beschreibungen war Krebs dabei keine unbekannte Krankheit. Auf der anderen Seite war sie noch lange nicht so weit verbreitet wie heutzutage.

Später taucht der Krebs bei Galen wieder auf. Galen ist ein römischer Arzt, der diese Krankheit als Tumor bezeichnet. Der Name entstammt dem griechischen Wort Tymbos, welches einen Grabhügel bezeichnet. Davon ausgehend war Krebs auch den Römern nicht unbekannt. Dennoch war er damals noch lange nicht so weit verbreitet, wie heute und er war weit davon entfernt, eine Volkskrankheit zu sein.

Heute ist die „Diagnose Krebs" eine der am häufigsten gestellten Diagnosen. Damit ist die Ausbreitung schon fast mit einer Seuche vergleichbar. Diese explosionsartige Verbreitung begann mit dem Zeitalter der industriellen Revolution. Damit gingen eine Reihe von Umstellungen und Veränderungen einher, die sowohl die Umwelt, die Lebensweisen und die Nahrung betrafen.

Nun ist die Verbreitung des Krebses als Seuche schon absolut besorgniserregend, doch diese Gefahr verblasst gegenüber der Prognose, die die Weltgesundheitsorganisation, englisch World Health Organization (WHO), anstellt. Nach dieser Prognose wird im 21. Jahrhundert jeder Dritte von Krebs betroffen sein. Das ist wirklich besorgniserregend. Damit wird jede Familie einen oder mehrere Fälle von Krebs zu beklagen haben.

Gegen diese epidemische Ausbreitung des Krebses wird operiert, bestrahlt und der Körper der betroffenen Personen mit Giften überschwemmt, auch bekannt als Chemotherapie. Die Folge ist oft, dass die Person selbst die Hölle auf Erden erlebt und der Körper jedoch nicht geheilt wird. Oftmals wird nur der unmittelbare Tumor behandelt, doch die Metastasen haben sich schon verbreitet und der Krebs kommt zurück.

Das erste Mittel gegen den Krebs ist die Operation. Hier soll der Tumor aus dem gesunden Gewebe entfernt, also herausgeschnitten, werden. Das Problem hier ist aber gleich dreifach vorhanden. Erstens führt der chirurgische Eingriff selbst zu Risiken und Traumata im Körper, die neuen Krebs oder andere Folgen hervorbringen können. Zweitens ist der Eingriff oftmals nicht komplett erfolgreich. Entweder wird der Tumor in seiner Masse nicht gänzlich entfernt oder er hat sich bereits ausgebreitet oder die Operation selbst führt zum Abbrechen von Teilen, die dann neue Tumore bringen.

Wird der Krebs mit Strahlung bekämpft, generiert man damit auch gleich wieder Folgeprobleme. Erstens kann man es auch bei noch so großer Fokussierung der Strahlung nicht verhindern, dass auch gesundes Gewebe bestrahlt wird. Damit wird dieses gesunde Gewebe geschädigt und kann durch die Schädigung nach dem Ende der Behandlung selbst ein Tumor werden. Das ist zwar im Zentrum der Bestrahlung weniger wahrscheinlich, doch an deren Rändern durchaus möglich. Zweitens wird der Tumor selbst nicht durch die Bestrahlung vernichtet. Die Krebszellen werden nur abgetötet, doch sie befinden sich noch immer im Körper und werden dann auf natürlichem Wege abgebaut. Während sie sich aber noch im Körper befinden, stellen sie selbst wieder einen krebsauslösenden Stoff dar. Weiterhin wird der Körper in seiner Gesamtheit geschwächt, womit er sich anderen Krankheiten und natürlich einem erneuten Ausbrechen des Krebses gegenüber weit öffnet.

Die schlimmste Therapie ist jedoch die Chemotherapie. Hier wird der ganze Körper mit Giftstoffen überschwemmt. Diese Giftstoffe sind aber genau das, sie sind Giftstoffe. Sie sind so stark, dass sie bei mehreren militärischen Kampfstoffen als chemische Waffe zur Anwendung kommen. Die Chemotherapie hat dabei ebenfalls gleich wieder mehrfache negative Auswirkungen für den Patienten parat.

Als Erstes bedeutet eine Chemotherapie eine Vergiftung des Körpers. Damit fühlt sich die betroffene Person weit kränker als zuvor. Nicht nur schwindet das körperliche Wohlbefinden, die Person hat auch keine Kraft mehr und verliert ihren Lebensmut. Ohne Lebensmut sinken die Abwehrkräfte des Körpers, denn wenn der Verstand nicht kämpft, dann erschlafft auch alles andere.

Als Zweites bedeutet die Chemotherapie mit ihrer Vergiftung des Körpers, dass dieser geschwächt wird. Damit ist der Körper erneut gegen die Angriffe von Viren und Bakterien weit weniger geschützt als zuvor. Weiterhin bedeutet dies auch, dass die Immunabwehr gegen einen neuen Tumor stark reduziert wird.

Als Drittes bedeutet die Chemotherapie etwa, dass der Tumor noch begünstigt wird. Krebs ist mitunter tatsächlich eine Immunreaktion gegen einen Pilz, wie man im nächsten Kapitel noch sehen wird, und diese Immunreaktion wird nun bekämpft. Damit schwächt man also die Abwehr und begünstigt die Krankheit, anstatt die eigentliche Krankheit anzugreifen und die Abwehr zu bestärken.

Die größte Bedrohung, egal, bei welcher Therapie, ist jedoch, dass die Therapie nichts hilft. Trotz aller Strapazen, Vergiftungen und anderer Begleiterscheinungen, wird der Krebs entweder nicht geheilt oder nur vorübergehend entfernt, bevor er sich wieder von Neuem entwickelt. Es gibt jetzt aber eine Hoffnung in Form von einem einfachen, billigen Medikament, das man in jedem Supermarkt kaufen kann. Dieses Medikament wird jedoch von der Schulmedizin aus verschiedenen Gründen nicht akzeptiert. Einige davon werden später genauer erläutert, einer jedoch wird hier genannt.

Es ist verständlich, dass bei allem Studieren und allem Forschen ein solch einfaches Medikament schlicht als zu einfach angesehen wird. Es kann einfach nicht sein, weil es zu einfach ist. Anstatt also offen nach neuen Möglichkeiten zu forschen, wird mit Scheuklappen verzweifelt auf die Labore gesetzt, selbst wenn mit nur ein wenig Nachdenken und einem kleinen Studium der Vergangenheit die Lösung so einfach ist.

Was ist nun dieses einfache Medikament, von dem hier die Rede ist? Dieses Medikament ist Natron beziehungsweise Natriumbikarbonat. Das klingt wissenschaftlich, doch es ist einfach. Natron kann man einfach kaufen, doch wenn man nicht lange danach suchen möchte, dann greife man eben zum Backpulver. Dieses ist voll von dieser natürlichen Medizin, auch wenn es schwer zu glauben ist. Das liegt an ein paar einfachen, kleinen Zusammenhängen, die in den folgenden Kapiteln im Detail erklärt werden.

Woher kommt Krebs?

Wo der Krebs eigentlich herkommt, ist noch immer nicht richtig geklärt. Die Schulmedizin versucht zwar, seine Herkunft zu erklären, ist dabei aber noch nicht so weit, definitive Aussagen zu treffen. Stattdessen arbeiten unsere Ärzte mit Theorien, die sich über die Jahre hinweg entwickelt haben. Dabei ist die eigentliche Ursache mitunter ebenso ungeklärt wie die Frage, was Krebs eigentlich ist.

Eine Theorie betrachtet den Körper und den Geist unter einem einheitlichen Gesichtspunkt. Danach liegt die Ursache des Krebses nicht immer und unbedingt auf der körperlichen Ebene. Es geht oftmals eher um ein Problem des Geistes, welches in die körperliche Ebene durchschlägt. Das wiederum würde ein vermehrtes Auftreten des Krebses heutzutage und seit der industriellen Revolution erklären. Seit dieser Revolution und immer stärker bis heute, sind die Menschen neuen Formen des Stresses ausgesetzt. Anstatt in einer natürlichen Umgebung mit Pflanzen und Tieren, lebt der Mensch immer mehr in Betonwüsten und kennt Pflanzen und Tiere nur noch aus dem Fernsehen. Das Fehlen der Natur jedoch greift den Geist an. Das wird noch verstärkt durch die Arbeit.

Heutzutage ist die Zeit ein unerbittlicher Antreiber. Immer mehr Arbeit muss immer effizienter in immer kürzeren Zeiträumen absolviert werden. Dabei ist gerade dieser Zeitdruck die größte Ursache für Stress. Dazu kommt auch noch die abstrakte Form der heutigen Tätigkeiten. Immer mehr Menschen verrichten immer kleinere Teile eines immer größeren Prozesses. Es fehlt das Erfolgserlebnis und das verstärkt den Stress. Das kann man an einem einfachen Beispiel erkennen.

Früher bestellte ein Bauer das Feld und in der Erntezeit konnte er seinen Ertrag sehen und daran seinen Erfolg ablesen. Heute jedoch verrichtet eine Sekretärin in einem Unternehmen eine Arbeit, die nur einen kleinen Teil aller Arbeiten des Unternehmens darstellt, wobei das Unternehmen selbst nur ein kleines Glied in einer Zulieferkette ist. Das Gesamtprodukt, zum Beispiel ein Auto oder ein Flugzeug, wird die Sekretärin weder zu Gesicht bekommen noch ihren Anteil an dessen Fertigstellung einschätzen können. In anderen Worten, der Bauer hat die Natur und den Erfolg und die Sekretärin hat Zeitdruck, ohne dabei ein Ende oder einen Erfolg ablesen zu können. Das bringt eine neue Form des Stresses, welcher einfach nur und absolut krankmacht.

Die ganzheitliche Betrachtung sieht diese Unausgewogenheit des Lebens und den darin liegenden Stress als die Ursache für eine Erkrankung des Geistes. Diese Erkrankung schwächt den Körper und schlägt sich in Krebs nieder.

Die tibetanische Medizin sieht den Krebs als die Folge von zwei Dingen. Erstens ist es der falsche oder fehlende Umgang mit den Mitmenschen. Der Mensch ist einfach nun einmal so gebaut, dass er Gesellschaft braucht. Wenn jedoch das gesellschaftliche System zusammenbricht, dann erkrankt daran der Geist. Das ist immer dann der Fall, wenn Freunde selten sind oder kein persönlicher Umgang mehr stattfindet. Ebenso sind es die Partnerschaften, die heute entweder nicht mehr bestehen oder oft genug scheitern. All das läuft dem natürlichen Bestreben, sich einer Gruppe anzuschließen und eine Familie aufzubauen, entgegen. Der Geist erhält also keinen Ausgleich in der

Gesellschaft mehr, denn wir sind zu oft allein. Wenn der Geist dann darunter leidet, leidet auch der Körper. Die Folge ist, dass das System des Körpers geschwächt wird und er anfälliger gegenüber Krankheiten wird. Hier ist es besonders die Wucherung, der Tumor, der der Schwäche des Geistes entspricht.

Die andere Ursache ist nach der Ansicht der tibetanischen Medizin die negative Energiebilanz des Körpers. Heutzutage, in unserer Leistungsgesellschaft, muss der Mensch einfach zu viel in zu kurzer Zeit leisten. Nun ist es eine alte Weisheit, dass eine Kerze, die doppelt so hell leuchtet, nur halb so lange brennt. Der Mensch muss nun, um all den heutigen Anforderungen gerecht zu werden, mehr als nur doppelt so hell leuchten. Nicht umsonst wird die Hektik der Großstadt als negativ empfunden. Nicht ohne Grund erscheint uns die Ruhe in einem Kloster, selbst, wenn wir sie nie erlebt haben und uns nur vorstellen, als ein willkommenes Labsal. Nach dieser Ansicht verbraucht der Mensch seine Energie einfach viel zu schnell. Dabei wird dem Körper die Energie aber nicht wieder im ausreichenden Maße nachgeführt. Die Folge ist, dass der Körper verfällt. Zum einen will der Körper der Geschwindigkeit entsprechen, was das unkontrollierte Wachstum hervorbringt, zum anderen verfällt der Körper aufgrund der zu wenigen Energie und ist gegenüber Erkrankungen viel anfälliger.

Die chinesische Medizin entspricht dabei im Wesentlichen dem tibetanischen Ansatz. Auch nach der chinesischen Medizin verletzt unser modernes Leben jede Regel der Zirkulationsenergie. Damit entsteht eine negative Energiebilanz. Dies schwächt den Geist und den Körper. Die Menschen fühlen sich träge, schlaff und abgespannt. Beziehungen werden vernachlässigt, sodass dazu noch das Gefühl der

Einsamkeit kommt. Zusammen sorgt dieser Gefühlscocktail für eine Erkrankung der Seele, die sich wiederum in eine Erkrankung des Körpers niederschlägt. Die Erkrankung des Körpers manifestiert sich dann unter anderem im Krebs. Dazu kommt noch eine allgemein schwächere Immunabwehr, was wiederum die Entstehung von Krebserkrankungen fördert.

Eine eher westliche Theorie stammt von Herrn Virchow. Er stellte 1863 seine Theorie über die Ursachen des Krebses vor. Danach ist die Ursache von Krebs ein zweistufiger Prozess. Als Erstes kommt es zu einer ständigen Reizung. Diese Reizung verursacht Schäden, die repariert werden. Reparaturen im Körper laufen nach dem Prinzip einer verstärkten Zellteilung ab. Beschädigte oder tote Zellen werden durch neue Zellen ersetzt. Diese verstärkte Zellteilung kann jedoch in Krebs münden. Das wird verständlich, wenn man einem einfachen Ansatz folgt.

Was ist eine Zellteilung? Eine Zelle teilt sich und fertigt dabei zwei Kopien von sich an. Bei jeder Zellteilung entstehen, wenn man es so will, nicht zwei neue Zellen, sondern zwei Kopien der alten Zelle. Wenn die neuen Zellen sich teilen, entstehen wiederum nur Kopien der vorhergehenden Zelle, die wiederum selbst nur eine Kopie der ersten Zelle darstellt. Anders ausgedrückt, die Reparatur von Schäden, hervorgerufen durch Reizungen, geschieht, indem beständig Kopien und Kopien von Kopien hergestellt werden. Jeder kann nun gern zu einem Kopierer gehen und ein Blatt Papier kopieren und danach eine Kopie der Kopie erstellen. Je öfter man diesen Prozess wiederholt, also immer die Vorlage vernichtet und eine Kopie der letzten Kopie anstellt, wird man sehen, wie sich die Fehler auf der neuen Kopie immer stärker vermehren, bis am Ende die letzte Kopie nicht mehr lesbar ist.

Dieses Bildnis ist vielleicht nicht zu einhundert Prozent auf den Prozess der Zellteilung übertragbar, das Konzept aber schon. Wann immer eine Zelle sich teilt und damit zwei Kopien ihrer alten Form herstellt, besteht eine geringe Chance, dass es dabei zu einem Fehler kommt. Wer das anzweifelt, sollte einfach mal das Wort „Mutation" im Lexikon nachschlagen. Jede Zellteilung beinhaltet die Chance auf eine Mutation. Eine Mutation wiederum ist die zufällige Veränderung des Erbgutes, der DNS, in einem Organismus beziehungsweise in einer Zelle.

Mit diesem Wissen bewaffnet kehren wir zur Ausgangslage zurück. Es kommt zu einer Reizung im Körper. Der Körper reagiert, indem er verstärkt Kopien und dann wieder Kopien der Kopien anfertigt. Die Zellen teilen sich also mit rasanter Geschwindigkeit. Je mehr Zellteilungen dabei stattfinden, desto höher ist die statistische Chance auf eine Mutation. Selbst bei Millionen und Milliarden von Zellteilungen ist diese Chance sehr klein, deswegen werden wir auch nicht alle an Krebs erkranken, bloß weil wir uns mal geschnitten haben. Die statistische Chance auf eine Mutation ist so klein, dass es dafür schon eine dauerhafte Reizung bedarf. Dennoch ist, bei der bestehenden Belastung des Menschen durch sein Leben und seine Umwelt, die Reizung groß genug, um einen explosionsartigen Anstieg von Krebserkrankungen zu rechtfertigen.

Die Theorie von Virchow wurde inzwischen mehrfach bestätigt. Eine Bestätigung kam dabei von dem japanischen Wissenschaftler Yamagavy Ishikawa. Dieser unternahm im Jahre 1915 ein Experiment, welches dem Ansatz der Virchow-Theorie folgte. Er benutzte mehrere Kaninchen als Versuchstiere. Zur Reizung verwendete er Steinkohleteer. Diesen Teer strich er zwei- bis dreimal die Woche auf die Ohren der Kaninchen. Der Teer führte zu einer Reizung, auf die die Zellen in den Kaninchen reagierten. Sie versuchten, das beschädigte Gewebe durch neues Gewebe zu ersetzen und damit die verletzten Areale zu regenerieren. Nach drei Monaten entwickelten die Kaninchen Krebs in den betroffenen Gebieten. In weiteren Experimenten wurde jedoch auch bewiesen, dass nicht jede Reizung direkt zum gleichen Ergebnis führte.

Dr. Otto Warburg, selbst ein Träger des Nobelpreises für Medizin wiederum führte mit seinen Experimenten im Jahre 1923 zu neuen Ansichten, die die Theorie von Virchow indirekt bestätigen. Nach Warburg ist der Krebs eine Rückkehr der Zellen zur ursprünglichen Form. Man kann es also so sehen, dass das genetische Material, das für eine höhere Ausbildung der Zelle nötig ist, beschädigt wurde und daher nur das einfache Wachstum vonstattengehen kann. Einfacher gesagt, anstatt eine Zelle eines bestimmten Organs zu sein, ist die Krebszelle einfach nur ein primitiver einzelliger Organismus, der sich beständig teilt.

Die Theorie von Warburg stützt sich auf zwei Beobachtungen. Er entdeckte, dass in Krebszellen eine anaerobe Glykolyse abläuft. Krebszellen nehmen also weniger Sauerstoff auf. Gleichzeitig aber produzieren sie mehr Milchsäure. Darauf aufbauend entdeckte Warburg, dass Krebszellen komplett anders atmen als normale Zellen. Sie sind also auf der Evolutionsleiter ein paar Stufen nach unten gefallen und vermehren sich ungehindert als primitiver Organismus.

Natürlich blieb es nicht bei der Theorie von Virchow und den Beobachtungen von Warburg. Über die Zeit hinweg haben sich andere Mediziner mit dem Problem befasst und dabei immer wieder neue Theorien hervorgebracht. Eine dieser Theorien ist die sogenannte Parasitentheorie oder Trichomonadentheorie. Die Biologin T.L. Swischova formulierte diese Theorie 1989.

Die Parasitentheorie beschreibt den Krebs als einen Befall des Körpers mit einem fremden Organismus. Dieser parasitäre Organismus sind die Trichomonaden. Trichomonaden sind eine einzellige, also primitive, Lebensform. Sie haben die Eigenschaft, dass sie unkontrolliert wachsen und sich zusammenballen. Dadurch bilden sie sogenannte Kolonien. Die Trichomonadenkolonien können Teile von sich abspalten und diese Teile können dann an anderen Stellen neue Kolonien bilden. Das ist die Metastasierung.

Für den Körper ist ein Befall mit den Trichomonaden aus mehreren Gründen schlecht. Zum einen entziehen diese Parasiten dem Körper seine Nährstoffe. Weiterhin wachsen sie unkontrolliert in dem befallenen Gewebe. Das zerstört das Gewebe und legt am Ende das gesamte betroffene Organ lahm. Während des Wachstums laufen innerhalb der Trichomonaden, wie in jedem Organismus, Stoffwechselprozesse ab. Diese verbrauchen nicht nur die Nährstoffe, die eigentlich dem Körper zugutekommen sollten, sondern sie hinterlassen auch Abfallprodukte. Diese Abfallprodukte werden im menschlichen Körper ausgeschieden und vergiften diesen langsam. Das erklärt die vielen Begleiterscheinungen des Krebses, zum Beispiel warum man sich schlapp und krank fühlt.

Die Trichomonaden ähneln dabei den normalen Körperzellen. Daher können sie sich einer Immunabwehr entziehen und ungestört wachsen und gedeihen. Es gibt drei Arten von Trichomonaden. Dies sind die Mundtrichomonaden, die Darmtrichomonaden und die Genitaltrichomonaden. Die Ansteckung mit den Trichomonaden erfolgt auf verschiedenen Wegen von Mensch zu Mensch. Das kann durch Sex geschehen, was vor allen für die Genitaltrichomonaden gilt, durch den Kontakt mit dem Speichel oder durch mangelhafte Hygiene, zum Beispiel nach einem Toilettengang.

Ein Befall mit Trichomonaden lässt sich an verschiedenen Symptomen ablesen. Für die Mundtrichomonaden kann man dies an einer Paradentose erkennen. Hier haben die Trichomonaden schon im Kleinen angefangen, ihre Kolonien zu bilden. Wenn man jedoch hier rechtzeitig eingreift, kann man eine weitere Infektion beziehungsweise eine Ausbreitung der Infektion verhindern.

Für die Darmtrichomonaden erkennt man einen Befall an einem Magengeschwür. Dabei sind auch schon die ersten Warnstufen in einem sauren Aufstoßen zu erkennen. Auch hier gilt, dass die Früherkennung hilft, die Infektion in ihrer Ausbreitung einzuschränken. Je eher man aktiv wird, desto größer ist die Erfolgsaussicht.

Die Genitaltrichomonaden erkennt man bei Frauen an einer Erosion der Gebärmutter. Wann immer man also in diesem Bereich, vor allem während der Regelblutung, Schmerzen verspürt, sollte man einen Arzt konsultieren. Bei Männern wird die Prostata befallen. Hier kann man die Infektion an einer Entzündung der Prostata ablesen.

Dr. O. I. Eliseeva hat in ihrer Praxis den Krebs unter dem Blickwinkel der Parasitentheorie diagnostiziert und studiert. Sie geht noch einen Schritt weiter als Swischova. Sie sieht eine Symbiose, bestehend aus den Trichomonaden, Chlamydien, Pilzen und Viren. Zusammen ergibt dieser Cocktail den Tumor, den wir als Krebs kennen. Sie stützt sich dabei auf die Untersuchung von 100 an Krebs erkrankten Patienten.

Auch diese Theorie verdient Beachtung, denn sie erklärt auch den Anstieg der Krebspatienten. Eine Übertragung der Trichomonaden von Mensch zu Mensch ist dabei mit einer Virusinfektion vergleichbar. Wie schon festgestellt, kann ein neues Virus, sobald es die Spezies Mensch erreicht hat, sich langsam ausbreiten und dabei eine immer größere Anzahl Menschen betreffen. Besonders nach der industriellen Revolution leben immer mehr Menschen auf immer kleinerem Raum. Das allein schon begünstigt eine Ausbreitung. Dazu kommt die immer lockerere Sexualmoral, die gerade die Ausbreitung der Genitaltrichomonaden befördert. Weiterhin sind die Abwehrkräfte der Menschen durch die steigende Umweltbelastung und die oftmals falsche Ernährung abgeschwächt.

Eine weitere Theorie stammt von Dr. Tullio Simoncini aus dem Jahre 1983. Danach ist der Krebs selbst keine entartete oder falsche Reaktion. Anders ausgedrückt, der Krebs als solcher ist eine normale Reaktion. Sie stellt, genauer gesagt, eine Abwehrreaktion auf ein auslösendes Ereignis dar. Das auslösende Ereignis ist dabei eine Pilzinfektion. Diese Infektion wird durch den Hefepilz Candida hervorgerufen. Der Krebs ist dann die Immunreaktion des Körpers auf diese Infektion.

Menschen werden seit jeher von parasitären Infektionen mit Pilzen betroffen. Der Hefepilz Candida macht dabei keine Ausnahme. Ein normales Immunsystem wird jedoch der Infektion Herr und dämmt diese ein, bevor sie irgendeine bedenkliche Auswirkung zeigt. Ist die Immunabwehr jedoch geschwächt, dann kann sich der Pilz unkontrolliert ausbreiten. Die Folge sind Tumore. Die Stoffwechselprodukte des Pilzes sorgen dabei für eine Vergiftung des Körpers, was wiederum zu den bekannten Krankheitserscheinungen führt.

Hat sich der Pilz ausgebreitet und wächst er dabei über ein bestimmtes Maß hinaus, dann greift der Körper zu einem starken Abwehrmittel. Das Immunsystem bildet eine Barriere zwischen dem Pilz und dem Rest des Körpers. Die Immunzellen umgeben also die Pilzzellen. Während dabei der Pilz noch immer weiter wächst, wachsen auch die Immunzellen immer weiter an, um auch weiterhin eine Wand zwischen dem Pilz und dem Körper zu bilden. In anderen Worten, nach dieser Theorie sind die Krebszellen in Wahrheit die Immunzellen des Körpers, also eine Reaktion des Immunsystems zur Eindämmung eines Pilzbefalles. Jede Behandlung, die auf eine Abtötung dieser Zellen zielt, tötet also das Immunsystem und befördert eine Ausbreitung der Pilzzellen. Das erklärt auch das erneute Auftreten von Krebs, nachdem der eigentliche Tumor bereits chirurgisch entfernt wurde.

Dr. Tullio Simoncini arbeitet selbst als Krebsarzt in einer Kinderstation. Er musste in seiner Praxis mit ansehen, wie alle seine Krebspatienten, Kinder, mit der Zeit starben. Dabei untersuchte er die Tumore und fand heraus, dass die Zellen immer weiß aussehen. Das gilt unabhängig von dem befallenen Organ oder der Krebsart. Aus seinen

Beobachtungen schlussfolgerte er, dass es sich dabei um die Abwehrreaktion des Immunsystems auf einen Befall mit dem Pilz Candida handeln muss, der sich in einem zuvor geschwächten Körper ausgebreitet hat. Krebs ist dann die natürliche Reaktion auf diesen Befall und anstatt den Befall mit Pilzen zu bekämpfen, bekämpfen wir mit unserer Medizin die Abwehrreaktion des Körpers, also den Schutz gegen die eigentliche Erkrankung. Damit begünstigt die Behandlung die Ausbreitung des Pilzes, was automatisch eine erneute Krebserkrankung nach sich zieht.

Chemotherapie

Ausgehend von dem letzten Kapitel sind sich die Ärzte bis heute nicht eindeutig und hundertprozentig sicher, woher der Krebs eigentlich kommt. Dementsprechend schwer ist es auch, die richtige Behandlungsmethode im Bereich der klassischen Schulmedizin zu finden. Die Eigenschaften des Krebses, das uneingeschränkte Wachstum sowie die Verbreitung in Metastasen, fügen noch das Übrige hinzu. Die Antworten der Ärzte auf dieses Problem sind Operationen zur Entfernung der Tumore, Bestrahlungen, um die Tumore innerhalb des Körpers zu zerstören und die Chemotherapie, um den Tumor und seine Metastasen anzugreifen. Keines dieser Mittel jedoch bietet eine Erfolgsgarantie. Schlimmer noch, die Aussichten sind sehr gut, dass selbst nach einer erfolgreichen Behandlung der Krebs zurückkommt. Die am meisten benutzte Methode, den Krebs zu behandeln, ist die Chemotherapie. Schauen wir uns die Chemotherapie einmal an, um zu verstehen, warum sie so wenig Erfolge bringt.

Eine Chemotherapie ist eine hochgiftige chemische Medizin, die dem Patienten in sehr hohen Dosen verabreicht wird. Um zu verstehen, wie giftig diese Medizin ist, muss man einfach nur wissen, dass man die gleichen Bestandteile aus dieser Medizin als Kampfgase militärisch einsetzt.

Der Großangriff auf den Krebs mittels der Chemotherapie hat natürlich erhebliche Nebenwirkungen. Diese Nebenwirkungen sind so stark, dass die Patienten regelmäßig ihre Haare verlieren. Sie sind während der Behandlung schwach und ihr Immunsystem ist unterdrückt. Das macht sie anfällig gegenüber sekundären Erkrankungen. Selbst jedoch, wenn es nicht zu weiteren Infektionen kommt, fühlt sich die Chemotherapie für die Patienten wie eine Krankheit an. Die Giftstoffe überschwemmen den ganzen Körper. Sie schädigen alle Zellen und behindern gleichzeitig die Regeneration. Das ist im Grunde genommen wie eine chemisch induzierte Krankheit.

Nun könnte man sagen, dass es das Überleben des Patienten wert ist, ihn für eine Weile einer chemisch induzierten Krankheit auszusetzen. Der Behandlungserfolg gibt dieser These aber nicht recht, denn viele Patienten erholen sich nur sehr kurz von ihrem Krebs. Nach einem Behandlungserfolg kommt der Krebs bald zurück und ist dabei nur noch stärker als zuvor. Wie ist das zu erklären?

Die Schulmedizin gibt für die Rückkehr des Krebses den Metastasen die Schuld. Dabei sollte man aber verstehen, dass die Chemotherapie den gesamten Körper mit Giften überschwemmt. Das sollte doch wohl auch das Problem der Metastasen lösen. Im Jahre 2012 wurde in den USA, genauer in Seattle, eine Studie vom Fred-Hutchinson-Krebsforschungszentrum vorgenommen. Diese hat eine sehr viel einfachere und dabei erschreckendere Erklärung parat.

Im Magazin „Nature Medicine" wurde besagte Studie veröffentlicht. Darin wird der Chemotherapie nicht einfach nur ein Versagen nachgewiesen. Ein Versagen der Chemotherapie würde einfach ein Ausbleiben des Behandlungserfolges bedeuten, was, wenn man die stark herabgesetzte Lebensqualität bei den Patienten bedenkt, an sich schon bedenklich genug wäre. Stattdessen wird nachgewiesen, dass die Chemotherapie selbst der Verursacher des Rückfalles ist.

Die Studie wurde durch ein bestimmtes Problem angeregt. Krebszellen sind im Körper nur sehr schwer abzutöten. Außerhalb des Körpers ist dies jedoch sehr einfach. Diesen Unterschied, der es so kompliziert macht, den Krebs im Patienten zu heilen, sollte bei der Studie erklärt werden. Das Ergebnis war jedoch überraschend. Danach ist es die Chemotherapie selbst, die den Krebs und seine Ausbreitung fördert. Dies geschieht auf drei Wegen.

Als Erstes sind die Chemikalien, die bei der Chemotherapie verwendet werden, ein Verursacher von Krebs. Wenn man nach der Schulmedizin geht, dann sind die Krebszellen wild wachsende Zellen, deren DNS verändert wurde. Sie entstehen aus herkömmlichen Zellen und die Beschädigung der DNS lässt aus ihnen Krebszellen werden. Die Chemotherapie verwendet starke Chemikalien, die das Erbgut der Zellen schädigt. Damit fördern sie die Bildung neuer Krebszellen.

Wenn man dem Ansatz der Virchow-Theorie folgt, kommt man zum gleichen Ergebnis. Die Förderung von Zellregeneration erhöht das statistische Risiko einer Mutation. Wenn man also den Körper mittels einer Chemotherapie massiv schädigt, dann erhöht man die Chance auf eine Mutation erheblich. Diese Mutation kann harmlos sein oder einen neuen Krebsherd hervorbringen.

Folgt man dem Ansatz der Parasiten- oder der Pilztheorie, dann begünstigt auch hier wiederum der Einsatz der Chemotherapie die Ausbreitung des Krebses. Der Körper als Ganzes und sein Immunsystem als Besonderes werden geschädigt. Damit können die Parasiten beziehungsweise der Pilz sich ungehindert ausbreiten, denn der Patient ist zu geschwächt, um dem Angriff zu widerstehen.

Als Zweites bewirkt die Chemotherapie die Freisetzung eines Proteins. Es handelt sich dabei um das Protein WNT16B. Dieses Protein wird von den gesunden Zellen, also nicht den Krebszellen, freigegeben. Dieses Protein ist in einem gesunden Körper kein Problem, doch in einer Umgebung mit Krebszellen beginnt es eine Reaktion mit diesen. Die Folgen sind gleich doppelt. Die Krebszellen absorbieren dieses Protein. Damit werden sie gegenüber den Chemikalien der Therapie widerstandsfähiger. Anders ausgedrückt, sie können den Angriff der Medizin besser und länger überstehen. Damit nicht genug. Das Protein regt die Krebszellen zu einem weiteren Wachstum an. Das bedeutet, sie vergrößern den aktuellen Tumor und fördern die Bildung von Metastasen. Aus diesem Grund kann bei einer Chemotherapie erst eine Verkleinerung des Tumors festgestellt werden. Wenn dann genug Medizin in den Körper gelangt ist, dann bildet sich das Protein und die Widerstandskraft des Tumors nimmt zu, während es gleichzeitig zur Bildung von Metastasen kommt. Der eigentliche Tumor wächst wieder stärker und schneller, und neue Tumore kommen hinzu. Beobachtungen an Patienten haben diesen Krankheitsverlauf bestätigt. Dazu wurden Studien an Patientinnen mit Eierstock- oder Brustkrebs vorgenommen.

Die Chemotherapie, die den eigentlichen Tumor bekämpft, wird dabei noch von einer Verabreichung von anderen Medikamenten als Sekundärmedizin begleitet. Diese Medikamente haben jedoch oftmals die Eigenschaft, die Metastasenbildung noch weiter anzuregen.

Dr. Raghu Kalluri räumte in einer Studie, veröffentlicht in der Zeitschrift Cancer Cell, ein, dass so ziemlich jede Einwirkung auf einen Tumor die Wahrscheinlichkeit der Bildung von Metastasen erhöht. Das gilt für alle Arten von Therapien und schließt somit auch die Chemotherapie ein.

Die Chemotherapie ist das wichtigste Mittel nach der Meinung der Schulmedizin zur Bekämpfung von Krebs. Dabei hat sie aber oftmals kein Ergebnis gebracht, wenn man den Krankheitsverlauf als Durchschnittsbürger verfolgt. Wenn man aber anfängt, der dahinterstehenden Medizin auf den Grund zu gehen, dann entdeckt man, dass die Chemotherapie als Behandlung von Krebs völlig ungeeignet ist. Statt eines Erfolges, das heißt einer Gesundung des Patienten, fördert man damit nur noch das Wachstum des Tumors und dessen Verbreitung. Als Konsequenz haben einige Ärzte bereits ein Verbot der Chemotherapie gefordert.

Warum wird die Chemotherapie dennoch angewendet? Die wichtigsten Gründe werden später in diesem Buch behandelt, doch ein Grund sei dem schon vorweggenommen. Das Medizinrecht steht der Nichtanwendung der Chemotherapie ebenso im Wege, wie der Anwendung von neuen Methoden. Der Hintergrund besteht in der Lehrmeinung oder der gängigen Ansicht.

Die Lehrmeinung ist dabei die Meinung der Lehre. Dahinter verbirgt sich all das, was Medizinstudenten an Universitäten von ihren Professoren gelehrt wird und was sie in ihren Lehrbüchern nachlesen können. Diese Lehrmeinung wird neben den Lehrbüchern auch in Fachzeitschriften publiziert. Es wird von jedem Arzt erwartet, diese Fachzeitschriften zu abonnieren und zu studieren. Andernfalls, also ohne ein solches Abonnement, hat der Arzt sehr schlechte Karten, sollte er einmal für einen Behandlungsfehler verklagt werden.

Die gängige Ansicht ist das, was allgemein von den Ärzten praktiziert wird. Ein Arzt muss entweder der Lehrmeinung oder der gängigen Ansicht folgen, wobei in den allermeisten Fällen beide gleich sind.

Folgt ein Arzt weder der Lehrmeinung noch der gängigen Ansicht, dann macht er sich straf- und gleichzeitig haftbar für seine Behandlung. Er kann also strafrechtlich verfolgt und nach dem Strafgesetzbuch verurteilt werden. Das bedeutet neben Strafzahlungen auch in extremen Fällen das Gefängnis. Er kann auch nach dem Recht des Schadensersatzes zahlungspflichtig werden. Als Mindestes wird ihm jedoch die Erlaubnis verweigert, weiterhin als Arzt zu praktizieren. Er verliert also seinen Erwerb. Gleichzeitig verliert er auch seine Reputation. Welcher Arzt will das schon? Ein warnendes Beispiel ist Dr. Simoncini.

Wir erinnern uns, Dr. Simoncini hatte die Idee, dass der Krebs eine Reaktion unseres Immunsystems auf einen Befall mit dem Hefepilz Candida darstellt. Dabei bilden die Krebszellen eine Schutzwand zwischen dem Pilz und dem Körper. Nach seiner Theorie wird mit der Chemotherapie das Immunsystem bekämpft, aber die eigentliche Krankheit, der Pilzbefall, bleibt unangetastet. Als Folge des Angriffes auf das Immunsystem kann sich der Pilz dann umso ungestörter verbreiten. Eine Heilung des Krebses mit einer Chemotherapie ist dann nichts weiter, als die Niederringung der Symptome einer Krankheit. Übrigens, als kleiner Nebensatz, die meisten Symptome einer Krankheit sind eine Reaktion des Immunsystems auf die Krankheit. Schaltet man die Symptome aus, stoppt man die Abwehrreaktion. Der scheinbar gesunde Mensch ist nun glücklich über den vermeintlichen medizinischen Erfolg, während in seinem Körper der Pilz nun umso leichter und schneller wächst. Dieser kommt dann in der Form der gefürchteten Metastasen zurück.

Seiner Theorie folgend und von seinen Erfolgen mit der klassischen Chemotherapie abgeschreckt, die allen seinen Patienten den sicheren Tot brachte, versuchte Dr. Simoncini sich an einer neuen Methode. Er wollte ein Mittel gegen den Pilz finden. Leider jedoch musste er dabei feststellen, dass Candida sehr leicht und schnell mutiert und sich damit den verschiedenen Mitteln relativ einfach anpasst. Einzig Natriumbikarbonat blieb. Der Pilz Candida konnte sich aus irgendeinem Grund nicht diesem Mittel anpassen.

Dr. Simoncini entwickelte eine Therapie, bei der er seinen Patienten Natronlauge als Getränk verabreichte. Dazu spritzte er noch Natriumbikarbonat direkt in den Tumor. Einer seiner Patienten mit dieser neuen Therapie war Gennaro Sangerman. Die Schulmedizin hatte ihn bereits abgeschrieben und gab ihm nur noch Monate zu leben. Er hatte Lungenkrebs, der bereits viel zu weit fortgeschritten war. Mit der Behandlung durch Dr. Simoncini dauerte es jedoch nicht lange und der Krebs in Gennaro Sangerman verschwand.

Durch den Erfolg mit Gennaro Sangerman angespornt, verwendete Dr. Simoncini seine Therapie auch bei anderen Patienten, die sich alle von ihren Krebserkrankungen erholten. Mit diesen Ergebnissen wandte sich Dr. Simoncini an das italienische Gesundheitsministerium. Anstatt ihn jedoch als Helden zu feiern, entzogen sie ihm die Approbation. Als Begründung diente die Tatsache, dass er seine Patienten mit nicht genehmigten Medikamenten behandelt hatte.

Die Medien führten einen Krieg gegen Dr. Simoncini und vernichteten seinen Ruf. Das ging so weit, dass sich Dr. Simoncini vor Gericht verantworten musste und am Ende für seinen Erfolg mit 3 Jahren Gefängnis bestraft wurde. Mit diesem Beispiel vor Augen ist es leichter zu verstehen, warum Ärzte noch immer Chemotherapien verwenden, auch wenn diese wenig bis keine anhaltenden und positiven Resultate erbringen.

Mythos Antioxidantien

Antioxidantien sind ein weiterer Mythos, wenn es um die Behandlung von Krebs geht. Dabei kommen Antioxidantien dennoch durchaus gute Eigenschaften zu. Das gilt auch und vor allem im Bereich der Krebsvorbeuge, doch bei einem bestehenden Krebs erreichen sie genau das Gegenteil. Sie schützen die Krebszellen und unterstützen damit ihre Vermehrung und ihre Widerstandsfähigkeit gegenüber Therapien, sei es eine Chemotherapie oder eine Bestrahlung. Fangen wir aber am Anfang an.

Antioxidantien sind bestimmte Stoffe, die in unserer Nahrung vorkommen. Sie werden heute immer mehr als Bestandteil unserer Nahrung empfohlen, denn sie gelten als gesund. Vor allem wird ihnen eine Wirkung gegen das Altern zugeschrieben. Diese Wirkung, die dem Altern vorbeugt, kann auch der Entstehung von Krebs vorbeugen. Antioxidantien die Vitamine C und E. Um Antioxidantien und ihre Wirkung besser zu verstehen, fangen wir bei dem Alterungsprozess an.

Der Körper des Menschen, aber auch der Tiere und von jedem anderen lebenden Organismus, besteht aus Zellen. Unterschiedliche Zellen haben dabei unterschiedliche Funktionen. Daraus ergeben sich die verschiedenen Organe. Dabei ist der Körper keineswegs statisch. Innerhalb jeden Körpers laufen beständig Prozesse ab. Zellen werden beschädigt, Zellen sterben, neue Zellen werden gebildet. Nach einer Weile besteht ein Körper aus komplett neuen Zellen. Die beständige Teilung der Zellen bedingt das Altern. Während uns die Zellen mit ihrer Teilung jung erhalten und erlittene Schäden reparieren, nähern sie sich auch mit jeder Teilung dem Ende ihrer Teilungsfähigkeit. So, wie uns jeder Tag dem Tode ein Stück näherbringt, so bringt jede Zellteilung die beteiligten Zellen ein Stück näher an das Ende ihres natürlichen Zyklus aus Erneuerung und Absterben. Dadurch verändert sich der Körper, wir altern.

Das Altern eines Menschen kann beschleunigt werden. Das geschieht immer dann, wenn er negativen Umwelteinflüssen ausgesetzt ist. Das kann eine hohe Sonneneinstrahlung sein, ungesunde Ernährung oder die Umweltverschmutzung. All diese Einflüsse führen zu einer vermehrten Bildung von freien Radikalen. Diese Radikale enthalten Sauerstoff, daher werden sie auch oftmals Sauerstoffradikale genannt. Sauerstoffradikale bilden sich als Nebenprodukt des Stoffwechsels, der in jeder Zelle abläuft. Umwelteinflüsse verstärken diese natürliche Produktion im Körper.

Sauerstoffradikale sind gefährlich, denn sie reagieren gern. Dadurch jedoch können sie die Zellen, mit denen sie in Verbindung treten, beschädigen. Das wiederum führt zu einer stärkeren Zellregeneration, um die Schäden zu reparieren. Dieses wiederum aber lässt die Menschen schneller altern, denn die Zellen teilen sich nun mehr und schneller und jede Zellteilung bringt die Zelle ein Stück weiter an das Ende ihrer Teilungsfähigkeit. Vor allem beschädigen die Sauerstoffradikale Proteine, Nukleinsäuren und Fettsäuren.

Antioxidantien verhindern die negativen Reaktionen der Sauerstoffradikale mit ihrer Umwelt. Sie neutralisieren sie, indem sie selbst eine Reaktion mit ihnen eingehen. Damit schützen Antioxidantien unsere Zellen vor Schäden, indem sie die schädlichen Sauerstoffradikale in ihrer Anzahl verringern. Damit braucht der Körper keine rasante Zellteilung, um beschädigte Gebiete zu regenerieren. Das bedeutet, die Zellen teilen sich nur langsam, wodurch sie auch nur langsam altern.

Dabei wirken Antioxidantien auch krebsvorbeugend. Folgt man der Virchow-Theorie, dann bedeutet die verstärkte Zellteilung zur Regeneration eine größere Chance auf eine Mutation und damit eine größere Chance auf Krebs. Werden die Sauerstoffradikale jedoch neutralisiert, dann bedeutet das weniger Schäden und damit weniger Regenration, was wiederum zu einer langsameren Zellteilung führt und damit das Risiko einer Mutation senkt.

Folgt man den Ansätzen eines Befalls durch Parasiten oder Pilzen, dann wirken die Antioxidantien ebenfalls krebsvorbeugend. Der Körper wird nicht durch Sauerstoffradikale beschädigt. Ohne Schäden braucht sich der Körper auch nicht so sehr zu regenerieren. Anstatt also Energie auf die Beseitigung der Schäden zu verwenden, kann der Körper die Parasiten beziehungsweise die Pilze bekämpfen und so eine Entstehung des Krebses verhindern.

Auch die Ansicht der Schulmedizin wird hier hinsichtlich der Krebsvorsorge unterstützt. Entartete Zellen kommen immer dann verstärkt vor, wenn sich die Zellen teilen. Dann sind sie gegenüber Beschädigungen ihrer DNS besonders gefährdet. Mit Antioxidantien wird die Zellteilung verringert, weil kein übermäßiger Bedarf nach Regeneration besteht, was auch nach dieser Ansicht die Chancen auf einen Tumor verringert. Gleichzeitig werden die Zellen bei ihrer Teilung geschützt. Da sie während der Teilung besonders empfindlich sind, in ihrer DNS beschädigt zu werden, sorgt eine Neutralisierung der

Sauerstoffradikale dafür, dass die DNS die Teilung mit einer höheren Wahrscheinlichkeit unbeschädigt übersteht.

Anders aber sieht es aus, wenn der Krebs bereits besteht. Sauerstoffradikale sind nämlich nicht nur eine ungewollte Erscheinung. Sie werden oft genug auch gezielt gebildet. Sauerstoffradikale sind nämlich nicht nur für die körpereigenen Zellen gefährlich. Sie sind mindestens ebenso gefährlich für Viren und Bakterien. Das Immunsystem reagiert auf eine Infektion mit der verstärkten Bildung von Sauerstoffradikalen, um damit die Viren und Bakterien, die die Infektion auslösten, zu bekämpfen.

Neben der Bildung von Sauerstoffradikalen als Immunreaktion gibt es noch einen weiteren Grund, warum diese gezielt vom Körper selbst ausgeschüttet werden. Eine Zelle hat ein natürliches Lebensende. Das liegt aber nicht nur nach einem bestimmten Zeitablauf vor, sondern auch immer dann, wenn die Zelle nicht mehr wie gewünscht arbeitet. Dann wird es Zeit für den kontrollierten Zelltod. Dieser wird mittels der Sauerstoffradikale eingeleitet.

Wenn sich Krebszellen bilden, dann besteht eine natürliche Reaktion des Immunsystems darin, verstärkt Sauerstoffradikale zu bilden. Zur gleichen Zeit jedoch besteht eine verstärkte Produktion von Antioxidantien durch die Krebszellen selbst. Dies schützt sie gegen die Einleitung eines kontrollierten Zelltodes. Doch es kommt noch schlimmer.

James Watson hat eine Hypothese aufgestellt und diese im Fachblatt „Open Biology" veröffentlicht. James Watson ist dabei keine unbekannte Größe. Er ist der Entdecker der Struktur der DNS und er ist ein Träger des Nobelpreises für Medizin.

Nach der Hypothese von James Watson haben sowohl die Chemo- als auch die Strahlentherapie in der Krebsbehandlung eines gemeinsam. Beide zielen nicht nur auf die Vernichtung der Krebszellen, beide verwenden dabei auch das gleiche Mittel. Sie sorgen für eine vermehrte Bildung von Sauerstoffradikalen. Diese leiten dann den Zelltod in den Krebszellen ein.

Wie schon festgestellt, sorgen Krebszellen bei ihrem Wachstum für eine verstärkte Produktion von Antioxidantien. Darauf stützt sich die Hypothese von Watson. Er hat nämlich beobachtet, dass ein Tumor, der nicht auf eine Chemotherapie anspricht, auch gegenüber einer Strahlenbehandlung resistent ist. Die Widerstandskraft kommt dann, nach seiner Hypothese, von der verstärkten Bildung der Antioxidantien. Diese ist besonders im Endstadium des Krebses sehr hoch, denn viele Krebszellen vermehren sich rasant und schütten dabei beständig Antioxidantien aus. Darum ist ein Krebs im Endstadium praktisch unheilbar.

Watson erklärt in seiner Hypothese weiter, dass eine verstärkte Zuführung von Antioxidantien im Endstadium des Krebses dementsprechend den Krebs nicht heilt oder wenigstens in seinem Wachstum behindert, sondern vielmehr in seinem Wachsen begünstigt. Die Krebszellen sind gerade bei ihrer Teilung, der sie ja ununterbrochen unterworfen sind, besonders anfällig gegen Sauerstoffradikale. Die DNS der neuen Zellen ist noch nicht komplett geschützt, denn die Zelle selbst ist noch nicht ausgewachsen. Eine Therapie kann also genau dann den meisten Erfolg bringen, wenn sie die DNS der Krebszellen ausreichend schädigt, sodass keine erneute Teilung vorkommt. Das geschieht eben dann am besten, wenn sich die Zelle gerade teilt. Dann aber ist die Ausschüttung von Antioxidantien am höchsten und eine Zuführung von Antioxidantien von außen die größte Hilfe für den Krebs, anstatt ein Gegenmittel darzustellen.

Watson stützt seine Hypothese im Weiteren darauf, dass im Spätstadium des Krebses nur noch ein Erfolg mit Medikamenten immer nur dann erreicht wurde, wenn neben der eigentlichen Chemotherapie weitere Medikamente verabreicht wurden, die die Zahl der Sauerstoffradikale erhöht haben. Dann übersteigt deren Anzahl die Anzahl der Antioxidantien und sie können damit beginnen, eine Wirkung aufzubauen.

Watson rät darauf aufbauend zu einer verstärkten Einnahme von Präparaten, die die Bildung von Sauerstoffradikalen begünstigt beziehungsweise die Anzahl der Antioxidantien vermindert, bei Patienten, die sich im Spätstadium des Krebses befinden. Dies ist für den einzelnen Patienten von großer Wichtigkeit, während es noch wichtiger für die gesamte Menschheit ist. Wenn die Krebsbehandlung wie im Moment mit der klassischen Chemotherapie so weitergeht, so erklärt er, kann es sein, dass die meisten Krebsarten gegen eine Behandlung immun werden.

Zusammenfassend kann man also die Antioxidantien und deren Wirkung in zwei Bereiche unterteilen. Das eine ist der Bereich der Vorbeugung und das andere der Bereich der Behandlung einer bereits bestehenden Krebsbehandlung. Als Vorbeugemaßnahme sind Antioxidantien durchaus imstande, die Bildung von Krebs zu ver- oder wenigstens zu behindern. Als Behandlungsmaßnahme im Verlaufe einer

Krebserkrankung, insbesondere in einem fortgeschrittenen Stadium, sind sie jedoch nicht hilfreich, sondern, ganz im Gegenteil, kontraproduktiv. Dann sollte auf Medikamente gesetzt werden, die die Bildung von Sauerstoffradikalen verstärken und die Wirkung von Antioxidantien, sowohl in ihrer Menge als auch in ihrer Stärke, einschränken.

Krebsuntersuchung als Krebsverursacher

Ist ein Krebs festgestellt oder wird ein Krebs vermutet, dann greifen die Ärzte gern zu einer CT-Untersuchung. Hinter CT verbirgt sich nichts anderes als die Computertomografie. Sie wird auch als CT-Scan oder CAT-Scan bezeichnet. Ironischerweise jedoch wurde inzwischen festgestellt, dass diese CT-Untersuchung das Risiko, an Krebs zu erkranken, gewaltig erhöht.

Bevor wir uns dem Thema Krebs durch CT nähern, sollten wir erst einmal klären, was eine CT-Untersuchung eigentlich ist. Ein CT-Scan ist im Wesentlichen mit einer 3-D-Röntgenaufnahme zu vergleichen, doch dieser Vergleich ist sehr grob. Eine Röntgenaufnahme benutzt Röntgenstrahlen, die auf das betroffene Gewebe gelenkt werden und dadurch ein Abbild dessen erzeugen, was sich im Körper befindet. Die Aufnahme erfolgt dabei konzentriert auf einen Teilbereich des Körpers und nur von einer Seite. Man erhält also eine 2-D-Aufnahme.

Eine CT-Untersuchung findet in einer Röhre statt. Dabei lenkt ein Computer einen sehr viel stärker gebündelten Strahl auf ein sehr kleines Areal. In einer schnellen Folge wird der gebündelte Röntgenstrahl immer wieder generiert und aus verschiedenen Blickwinkeln auf das betroffene Gebiet gerichtet. Auf diese Weise erhält man eine 3-D-Aufnahme. Diese kann von nur einem Teil des Körpers oder dem gesamten Körper erstellt werden.

Für einen Arzt dient die CT-Untersuchung zur Feststellung von inneren Verletzungen, Brüchen und auch von Tumoren. In letzterem

Falle geht es neben der bloßen Feststellung auch um deren Größe, Form und deren genaue Lage.

Eine CT-Untersuchung hat dabei mehrere Nachteile gegenüber einer Röntgenuntersuchung, aber auch einen Vorteil. Der Vorteil ist die Qualität der Aufnahme und die Tatsache, dass dies in 3-D geschieht. Die Nachteile dagegen wiegen sehr viel schwerer. Ein Nachteil sind die stark erhöhten Kosten. Für den Patienten jedoch liegt der Hauptnachteil in der Strahlenbelastung.

Ein Röntgenstrahl ist nur auf ein Areal gerichtet, während eine CT-Untersuchung schon allein durch die Drehung der Strahlung und der Strahlenquelle mehr Gewebe mit der Strahlung belastet. Das liegt leider in der Natur dieser Untersuchung und lässt sich daher nicht vermeiden. Dazu kommt, dass sich eine CT-Untersuchung oftmals auf einen sehr viel größeren Teil des Körpers bezieht. Dabei ist die Strahlenbelastung insgesamt erheblich höher als die Belastung durch eine einfache Röntgenaufnahme. Dazu kommt, dass der gesamte Prozess nicht Sekunden beziehungsweise Sekundenbruchteile wie bei einer Röntgenaufnahme dauert. Eine CT-Untersuchung dauert zwischen 10 bis 30 Minuten. Auch das trägt zu der erheblich höheren Belastung für den Körper durch die Strahlung bei. Diese ergibt dann für den gesamten Zeitraum gemessen einen 300- bis 500-fachen Wert der Strahlendosis, der ein Patient bei einer Röntgenaufnahme ausgesetzt ist.

Das Hauptproblem mit einer CT-Untersuchung ist, dass viele Menschen vergessen, wie gefährlich die dabei verwendete Strahlung eigentlich ist. Bei der klassischen Röntgenaufnahme denkt jeder sofort an Strahlung und an deren Folgen. CT-Untersuchungen haben jedoch den Ruf, sauber und sicher zu sein. Selbst Ärzte machen dabei den Fehler, die dabei auftretenden Gefahren nur allzu oft zu unterschätzen.

Amerikanische Ärzte haben bereits auf diese gefährliche Entwicklung reagiert und schlagen Alarm. Eine Studie hat ermittelt, dass aufgrund von CT-Untersuchungen ungefähr 5000 Kinder jährlich an Krebs erkranken und dieser Wert bezieht sich einzig auf die USA. Weltweit ist demnach die Anzahl von Menschen, die von Krebs als Folge einer CT-Untersuchung betroffen sind, um ein Vielfaches höher. Dabei werden vor allem drei Gründe für diesen erschreckenden Wert genannt.

Der erste Grund ist der natürliche Umstand, dass je jünger ein Körper ist, desto empfindlicher er auf Strahlung reagiert. Kinder sind noch nicht komplett entwickelt. Die Zellen in ihren Körpern regenerieren nicht nur Schäden. Die Zellteilungen dienen noch nicht ausschließlich dem Erhalt des Bestandes. Der Körper formt sich noch, sodass hier jede Form von Einwirkung auf die DNS eine sehr viel stärkere Wirkung entfaltet.

Der zweite Grund ist die Wahrnehmung, dass CT-Untersuchungen als ungefährlich angesehen werden. Damit werden sie, im Gegensatz zu Röntgenaufnahmen, auch dann eingesetzt, wenn auch andere Formen der Diagnosen Erfolg versprechend sind. Das stellt jedoch einen leichtfertigen Umgang mit dieser Untersuchungsform dar, der nicht gerechtfertigt werden kann.

Der dritte Grund ist die Dauer der Untersuchungen und das Areal, auf das sie sich beziehen. Anstatt die Untersuchung auf die wesentlichen Bereiche zu beschränken, werden großflächige

Untersuchungen angewendet. Damit steigt die Strahlenbelastung exponentiell an.

Die Gefahr, die von einer CT-Untersuchung ausgeht, gilt natürlich für alle Patienten, sie ist aber bei denen besonders hoch, die bereits an Krebs erkrankt sind. Hier besteht aus mehreren Gründen eine Prädisposition gegenüber Krebs. Diese resultiert zum einen daraus, dass der Patient bereits Umwelteinflüssen ausgesetzt war oder eine genetische Veranlagung aufweist, die bereits zum ersten Ausbruch von Krebs geführt hat. Dazu kommt, dass der Krebs, der sich im Körper befindet, bereits Giftstoffe in den Körper abgibt, die selbst schon zu einem erhöhten Risiko führen, dass sich weitere Tumore bilden. Dieses Risiko wird noch einmal durch die Strahlenbelastung erhöht.

Die hier genannte Studie bezieht sich auf die USA. In Deutschland sind die Ärzte im Umgang mit CT-Untersuchungen vorsichtiger. Sie verwenden öfters Ultraschall als Alternative. Dennoch wird auch hierzulande gerade im Bereich der Kindermedizin eher auf CT-Untersuchungen gesetzt. Das geschieht unter einem Hinweis auf die höhere Geschwindigkeit bei der Diagnose und der besseren Bildqualität. Dabei sind es aber gerade die Kinder, die bei einer CT-Untersuchung einem besonders hohen Risiko ausgesetzt sind.

Nun gibt es Wege, die CT-Untersuchungen zu umgehen. Die Untersuchung per Ultraschall wurde hier schon erwähnt. Diese ist jedoch nicht als eine generelle Vorsorgeuntersuchung denkbar, denn der Aufwand, den ganzen Körper per Ultraschall abzutasten, ist sehr hoch und der Prozess langwierig. Das wiederum würde sehr leicht zu Fehldiagnosen führen. Man würde die Tumore mit dem Hintergedanken, die Untersuchung schnell durchzuführen, einfach oftmals übersehen. Es gibt aber eine andere Möglichkeit, die bloße Existenz von Tumoren festzustellen.

Wie hier schon mehrfach angesprochen, laufen in den Tumorzellen im Körper eigene Stoffwechselprozesse ab. Dazu kommen Immunreaktionen und, im Falle der Bildung von Metastasen, die Krebszellen selbst, die in den verschiedenen Körperflüssigkeiten schwimmen.

Jack Andraka war ein junger Mann, als er eine der wichtigsten Entdeckungen der Krebsmedizin machte. Er war damals gerademal 15 Jahre jung, doch er kannte den Krebs bereits. Er hatte einen Freund an diese Krankheit verloren. Von dem Schicksal seines Freundes angespornt, beschäftigte sich Andraka verstärkt mit dem Thema Krebs und dessen Führererkennung. Dabei kam ihm eine einfache Idee. Er schaffte es, einen Teststreifen zu entwickeln, der zumindest einen der Stoffe, die durch den Krebs in den Urin eines betroffenen Menschen gelangen, nachzuweisen.

Mesothelin ist ein Stoff, der von Krebszellen bei Tumoren, die die Bauchspeicheldrüse, die Eierstöcke oder die Lunge befallen, gebildet werden. Der Test, den Andraka entwickelte, kann jetzt innerhalb von 5 Minuten diesen Stoff im Urin nachweisen. Dabei besteht eine 90-prozentige Sicherheit für eine richtige Diagnose. Dieser Test vermeidet die Notwendigkeit von Röntgenaufnahmen oder CT-Untersuchungen zur Feststellung von Krebs. Ist der Krebs einmal festgestellt, kann er per Ultraschall genauer lokalisiert werden. Dazu muss man nicht den ganzen Körper untersuchen, sondern kann sich auf die drei Regionen konzentrieren, deren Tumore Mesothelin als Stoff produzieren.

Wenn man diesen Ansatz folgt und weiterentwickelt, dann kann man auch für andere Tumore derartige einfache Tests entwickeln und die Bereiche, die von dem Tumor befallen sein können, einschränken. Diesen Bereich untersucht man dann in Folge per Ultraschall genauer.

Interessanterweise hatte es Andraka jedoch schwer, seinen Test an den Mann zu bringen. Er wandte sich an 200 Professoren, die sich mit dem Thema Krebsforschung befassten, bevor er Gehör fand. Nun scheint dies unglaublich zu sein, doch man muss sich auch überlegen, wie viel Geld mit der Krebsuntersuchung gemacht wird. Der Test von Andraka kostet nur 3 Cent. Damit lässt sich kaum etwas verdienen. Mit dem Thema Krebs und Profit befassen wir uns jedoch in einem eigenen Kapitel.

Natriumbikarbonat heilt Krebs

Natriumbikarbonat heilt Krebs. Das ist eine sehr starke Aussage und muss gerechtfertigt werden. Um diese Aussage jedoch wirklich und komplett verstehen zu können, muss man ein wenig vor dem Natriumbikarbonat beginnen. Wir müssen an die Theorien der Herkunft des Krebses anknüpfen und an unser Leben heute.

Beginnen wir am besten mit unserem eigenen Leben. Heutzutage hat der Mensch in den Industrieländern eine Auswahl an Nahrung, wie noch nie zuvor. Dies bringt jedoch mehr Nachteile, als man dies glauben möchte. Natürlich kann man einige Nachteile jeden Tag selbst sehen, sei es auf dem Weg zur Arbeit, bei der Arbeit oder wenn man mit Freunden ausgeht. Überall trifft man fettleibige Personen. Dass diese Personen aufgrund ihres Übergewichtes einem größeren Gesundheitsrisiko ausgeliefert sind, das weiß im Grunde jeder. Was aber kaum jemand weiß ist, dass die Hauptursache für Krankheiten, die die Übergewichtigen unter uns mit sich herumtragen, auch in den schlanken Menschen vorkommen.

Die Hauptursache für Krankheiten, besonders schwere Erkrankungen wie Krebs, liegt in der Säure. Die Säure in unseren Körpern schädigt uns nicht einfach nur. Dank ihr fühlen wir uns schnell schlapp und ausgelaugt. Dank ihr muss der Körper beständig Schäden reparieren und sie ist genau das Milieu, über das sich Krebszellen freuen.

Was eine Säure ist, das bestimmt der PH-Wert. Dieser reicht von 0 bis 14. Die 7 bildet dabei die Mitte und ist neutral. Herkömmliches

Wasser hat einen PH-Wert von 7. Alles, was kleiner als 7 ist, ist eine Säure. Alles, was über 7 liegt, ist basisch beziehungsweise alkalisch.

Die Säure in unseren Körpern ist eine Folge unserer heutigen Ernährung. Eine gesunde Ernährung setzt sich aus drei viertel basischen Lebensmitteln und dem Rest als Säure zusammen. Damit bleibt der Säurehaushalt in unserem Körper im Gleichgewicht. Wer jedoch zu viel Säure in seinem Körper hat, der übersäuert. Das bedeutet, dass die Organe nicht mehr richtig funktionieren, dass die Atmung es schwerer hat, den Sauerstoff in das Blut zu bekommen, und dass das Blut selbst nur noch wenig Sauerstoff transportieren kann. Dazu kommt, dass Krebszellen einfach die Säure lieben. Sie wachsen und gedeihen fantastisch in einem sauren Milieu.

Jetzt sollte man aber nicht gleich anfangen, nur noch basische Lebensmittel zu essen. Wer dem Körper keine Säuren mehr zuführt, wird ebenfalls irgendwann an den Basen erkranken. Einige Organe brauchen eine saure Umgebung und einige brauchen es basisch.

Wenn wir uns unsere Nahrung anschauen, dann kann man nach einem einfachen Prinzip basisch von säurehaltig trennen. Basische Lebensmittel sind viele Obstsorten und vor allem Gemüse. Säurehaltige Lebensmittel sind all die, die Fett und Zucker enthalten. Verfolgt man nun, was man über den Tag hinweg isst, dann wird man feststellen, dass ein viel zu großer Anteil unserer Nahrung aus säurehaltigen Lebensmitteln besteht. Damit aber übersäuern wir unseren Körper und fördern auch unser Krebsrisiko.

Seit der industriellen Revolution hat sich die Nahrung „verbessert". Die Menschen essen mehr Fleisch, mehr Fett und mehr

Süßspeisen und sie essen insgesamt mehr als jemals zuvor. Dank der sauren Wirkung dieser Ernährung ist es kein Wunder, dass mit der industriellen Revolution die Zahl der Krebserkrankungen permanent steigt.

Wenn wir uns wieder auf die Virchow-Theorie beziehen, stellen wir hier eine Übereinstimmung fest. Die Theorie bezog sich auf den Anstieg des Krebsrisikos bei einer vermehrten Zellteilung aufgrund von verstärkter Regeneration. Die Säure greift unseren Körper an. Eine Folge ist die verstärkte Regeneration. Eine Folge davon ist ein Anstieg des Krebsrisikos.

Auch die Parasiten- und Pilztheorien greifen hier. Der Säuregehalt im Körper behindert die Arbeit des Immunsystems. Dieses ist dann zu geschwächt, um die Parasiten respektive die Pilze im Zaum zu halten. Auch hier ist ein Anstieg der Erkrankungen seit der industriellen Revolution absolut erklärbar.

Auch passt die Schulmedizin, die von entarteten Zellen aufgrund von Umwelteinflüssen spricht, hier erneut. Die Umwelteinflüsse, insbesondere die falsche Ernährung, schaffen ein Säuremilieu, dass das Erbgut schädigt, was wiederum dem Krebs Vorschub leistet.

Ist die Säure die Ursache oder zumindest der Lebensraum für den Krebs, dann muss man die Säure neutralisieren. Das eliminiert die Ursache und entzieht dem Krebs das nötige Milieu, um zu gedeihen. Womit neutralisiert man eine Säure? Mit einer Base.

Schon Warburg hat mit seinen Studien nachgewiesen, dass Krebs in einem basischen Milieu keine Chance hat, zu überleben. Sobald der PH-Wert im Körper auf 7,36 steigt, ist dem Krebs die

Lebensgrundlage entzogen. Die Krebszellen sterben einfach ab und werden ausgeschieden.

Nun kommt die große Frage: Was hat das mit Natriumbikarbonat zu tun? Die Antwort ist: Base. Gut, wir sind nicht alle Chemiker, darum machen wir es einfach. Natriumbikarbonat ist, wie ein Chemiker es ausdrücken würde, eine Lauge. Eine Lauge ist aber nichts anderes als das genaue Gegenteil einer Säure, sprich, es ist eine Base. Das bedeutet, wenn man beide zusammenbringt, dann neutralisieren sie sich und man erhält einfach nur gewöhnliches Wasser. Anders ausgedrückt, das Natriumbikarbonat neutralisiert die Säure im Blut und der Körper kann sich, von der Säure befreit, wieder regenerieren. Wenn man dann weiterhin Natriumbikarbonat zu sich nimmt, dann schlägt der Körper von einem säurehaltigen Milieu in ein basisches Milieu um.

Natriumbikarbonat kann man auf mehreren Wegen zu sich nehmen, doch die beiden besten sind einmal die Natronlauge und zum anderen Backpulver, welches Natriumbikarbonat enthält. Die Wirkung entfaltet das Natriumbikarbonat dabei im Körper auf eine Weise, die mehrere Folgen nach sich zieht. Das Natriumbikarbonat steigert den PH-Wert. Das verbessert die Arbeit der Organe. Es führt zu mehr Sauerstoff im Blut und es bringt ein Milieu, in dem Krebszellen nicht überleben können, geschweige denn, gedeihen.

Nun sollte man vorsichtig sein. Eine Therapie mit Natriumbikarbonat ist an sich ungefährlich und damit kein Problem. Es ist aber eine Therapie und als solche zeitlich begrenzt. Wer seinen PH-Wert dauerhaft zu hoch einstellt, wird am Ende nur andere Krankheiten damit hervorrufen.

47

Die Therapie mit Natriumbikarbonat, sei es als Natronlauge oder als Backpulver, sollte auf 10 bis 12 Tage begrenzt bleiben. In dieser Zeit bringt man seinen PH-Wert auf den Wert 8. Das tötet jede Art von Krebs bei 90 % der Patienten. Aber auch für die anderen 10 % ist es jetzt nicht an der Zeit, zu verzagen. Sie sprechen zwar nicht auf das Natron selbst an, doch sie können mit einer konsequenten Diät auf der Basis von Gemüse und Vollkorn ihren PH-Wert ebenfalls auf die benötigten mehr als 7 bringen und damit den gleichen Erfolg in der Bekämpfung des Krebses verzeichnen.

Während der Therapie ist es dringend angeraten, den eigenen PH-Wert mindestens jeden zweiten Tag mit einem Teststreifen zu überprüfen. Dazu nimmt man den Morgenurin, noch bevor man etwas gegessen hat. Der Zielwert ist 8. Dabei muss man die 8 nicht unbedingt erreichen. Es ist schon genug, wenn man 7,36 erreicht. Die 8 ist mehr ein oberer Grenzwert, den man erreichen kann, aber nicht überschreiten sollte. Im Zweifelsfall bleibt man also einen Tick unter der 8.

Der Hauptbestandteil der Therapie ist das Natriumbikarbonat, gebunden im Backpulver oder ungebunden als Natronlauge. Dieses nimmt man in der Dosierung als einen Esslöffel in einem Glas reinem Wasser. Das ist eigentlich schon alles, doch natürlich schmeckt dies scheußlich und sollte daher etwas aufgepeppt werden. Weitere Zutaten können Zuckermelasse oder Ahornsirup sein. Biohonig ist auch eine gute Idee. Diese Zutaten unterstützen die Therapie und bringen vor allem einen guten Geschmack in die Medizin. Die Hauptsache ist jedoch das Natriumbikarbonat. Diese Lösung sollte morgens vor der ersten Mahlzeit eingenommen werden und die Einnahme sollte noch einmal am Abend, zwei Stunden nach der letzten Mahlzeit, wiederholt werden.

Wer mehr als 75 kg auf die Waage bringt, sollte jeden Tag noch ein weiteres Glas zu sich nehmen. Dies kann im Prinzip als zweites Glas am Morgen oder Abend geschehen, doch der beste Nutzen entfaltet das dritte Glas ungefähr eine Stunde nach dem Mittagessen.

Nach 10 Tagen sollte sich ein PH-Wert von mehr als 7 feststellen lassen. Sollte man diesen jedoch noch nicht erreicht haben, kann man, sofern man bereits von Krebs betroffen ist, die Therapie um zwei weitere Tage auf insgesamt 12 Tage verlängern.

Die Therapie sollte natürlich mit einem Arztbesuch vor und nach der Therapie und günstigerweise auch in der Mitte der Therapie begleitet werden. Der Arztbesuch dient vor allem der Feststellung, ob und inwiefern der Krebs geheilt wurde.

Ein erfolgreiches Beispiel für die Anwendung der Therapie mit Backpulver ist Vernon Johnston. Johnston lebt in Kalifornien und bei ihm wurde Prostatakrebs diagnostiziert. Dabei hatte der Krebs bereits Metastasen in seinen Knochen gebildet. Von der Schulmedizin nicht überzeugt, folgte Johnston einem Rat seines Bruders. Doch das Mittel, das er sich bestellt hatte, kam aber auf dem Postweg abhanden. Dieses Mittel sollte den PH-Wert im Körper auf ein basisches Niveau bringen. In Panik fand Johnston dann Backpulver als Alternative. Dieses sollte er mit Ahornsirup einnehmen. Da er dieses nicht zur Hand hatte, verwendete er einfach Melasse. Die Therapie ergänzte er mit einer basischen Ernährung. Dabei führte er ein Tagebuch, in der er Schritt für Schritt seine Maßnahmen und die Entwicklungen in seinem Körper festhielt. Er unterstützte die Therapie im Weiteren sogar noch mit Atemübungen, denn die Krebszellen hassen nicht nur ein basisches Milieu, sondern auch Sauerstoff.

49

Nach einigen Wochen ließ sich Johnston erneut auf Krebs untersuchen. Das Ergebnis kam einem Wunder gleich. Sowohl der Prostatakrebs als auch der Krebs in seinen Knochen war verschwunden. Johnston veröffentlichte seine Eintragungen auf seiner Webseite. Natürlich war ihm von der Schulmedizin von dieser Therapie abgeraten worden. Manchmal sind jedoch die Therapien, die am meisten angefeindet werden, die Erfolgreichsten. Warum dann die Anfeindungen? Das wird man im letzten Kapitel dieses Buches sehen.

Für die 10 %, die auf Natron nicht ansprechen, besteht das Erfordernis einer Diät. Die Diät sollte, wie bereits gesagt, auf der Basis von Vollkorn und Gemüse erfolgen. Dazu kann man vitaminreiche Früchte essen. Olivenöl und Zitronenwasser sind eine weitere gute Bereicherung. Weiterhin muss man auf alles verzichten, was frittiert ist, sowie den Verzehr von Kartoffeln reduzieren. Wer die Blutgruppe 0 aufweist, sollte gänzlich auf Brot verzichten. Menschen mit der Blutgruppe A sollten dabei kein Fleisch zu sich nehmen. Während der Diät sollte auch hier alle zwei Tage der PH-Wert am Morgen im Urin gemessen werden. Das Ziel ist es, den Wert 7 zu erreichen und spätestens mit dem Wert 8 die Diät zu beenden.

Neben der eigentlichen Auswirkung auf den Krebs bringt die Erhöhung des PH-Wertes noch weitere positive Folgen. Zum einen nimmt die Lunge und das Blut weit mehr Sauerstoff auf. Damit werden Verstopfungen in den Gefäßen und Organen gelöst. Schwermetalle werden aus dem Körper geschwemmt und insgesamt der Körper eine Jungkur unterzogen.

Nahrung gegen Krebs

Die Therapie mit Natriumbikarbonat ist, wie bereits dargestellt, nur eine Therapie. Sie eignet sich nicht als permanente Ernährung beziehungsweise als dauerhafter Zusatz zur Ernährung. Damit würde der PH-Wert auf einen ständig viel zu hohen Wert gebracht werden, was langfristig nicht ohne negative Auswirkungen bleibt. Dennoch gibt es Möglichkeiten, sich mit seiner Ernährung gegen den Krebs zu wappnen. Verschiedene Nahrungsmittel haben eine negative Wirkung auf Krebszellen beziehungsweise auf deren Entstehung.

Omega-3-Fettsäuren zum Beispiel haben eine negative Wirkung auf das Wachstum der Krebszellen. Deren Wachstum wird durch die Angiogenese gefördert. Dahinter verbirgt sich die Bildung von Blutgefäßen. Omega-3-Fettsäuren nun wirken dieser Angiogenese entgegen. Damit hemmen sie sowohl das Wachstum eines bestehenden Tumors, wie auch dessen Ausbreitung durch das Bilden von Metastasen.

Omega-3-Fettsäuren kommen sowohl im fetten Fisch also auch in Fischergänzungsmittel vor. Daher sollte man jede Woche zwei bis drei Fischmalzeiten verzehren. Neben der Wirkung als krebshemmendes Mittel bringen die Omega-3-Fettsäuren noch mehr gute Effekte im Körper. Damit fühlt man sich allgemein frischer, ist weniger anfällig gegenüber Erkrankungen und man erhöht sogar seine Konzentrationsfähigkeit, seine Denkleistung und sein Erinnerungsvermögen.

Anstelle von Weißbrot sollte man zu Vollkornbrot greifen. Eine Ballaststoffreiche Ernährung regt die Darmtätigkeit an. Damit bleibt die verarbeitete Nahrung nicht so lange im Darm. Durch die ständige Ausscheidung unterliegt der Darm auch einer permanenten Bewegung. Diese wiederum erlaubt es Krebszellen nicht, sich einzunisten und dann Tumore zu bilden. Während es vielleicht immer noch vereinzelte entartete Zellen gibt, werden diese ausgeschieden, bevor sie zu einem Problem werden.

Rosenkohl, Kohl, Blumenkohl und andere vergleichbare Gemüsesorten. Sie bringen einen hohen Anteil an Vitaminen. Sie wirken ebenfalls als Ballaststoffe und regen die Darmtätigkeit an. Dazu kommt, dass sie basisch wirken. Sie lassen also den PH-Wert nicht absinken. Wenn man sie in einer Mahlzeit als den überwiegenden Bestandteil isst, dann bringen sie den PH-Wert auch leicht nach oben. Neben ihrer Wirkung im Bereich des PH-Wertes als Vorbeugung gegen den Krebs enthalten sie auch Sulforaphan. Dieser Stoff ist erfolgreich in der Bekämpfung verschiedener Krebsarten, darunter Brust-, Prostata-, Gehirn- und Darmkrebs. Sie eignen sich also auch zur Bekämpfung von Krebs, sollte dieser schon ausgebrochen sein. Im Rahmen einer Vorsorge können sie auch Krebs behandeln, der mangels Symptome noch nicht von einem Arzt diagnostiziert wurde.

Kurkuma enthält Kurkumin. Dieses hemmt das Wachstum eines Tumors und die Bildung von Metastasen. Es wirkt entzündungshemmend, was schon vor der Bildung von Krebszellen die Wahrscheinlichkeit von deren Entstehung herabsetzt. Ohne Entzündung besteht kein Schaden und besteht kein Bedürfnis nach Regeneration. Das hält die Zellteilungsprozesse auf einem normalen Niveau, was das statistische Risiko für Mutationen senkt. Weiterhin wirkt es antioxidativ. Damit wiederum neutralisiert es die Sauerstoffradikale, bevor diese zu Zellschäden mit dem bestehenden Risiko auf eine Herausbildung von Krebszellen bringen. Dadurch ist Kurkuma gut im Hinblick auf die Vorsorge. Es ist jedoch nicht zu empfehlen, wenn der Krebs bereits aufgetreten ist. Dann würde die Wirkung als Antioxidativ eher den Krebs schützen, anstatt ihm zu schaden.

Tomaten enthalten Carotinoide und Lycopen. Diese helfen bei Männern gegen den Prostatakrebs und ebenso gegen den Bauchspeichelkrebs. Dabei hat gerade das Lycopen eine antioxidative Wirkung. Damit ist es besser im Bereich der Vorbeugung geeignet, denn im Bereich des eigentlichen Heilens. Bei einer Krebserkrankung im Anfangsstadium mag das Lycopen mit seiner antioxidativen Wirkung weniger ins Gewicht fallen, doch wenn der Krebs sich in einem fortgeschrittenen Stadium befindet, sollte es nicht mehr angewendet werden. Im Bereich der Vorsorge ist die antioxidative Wirkung ebenso interessant, wie die basische Wirkung der Tomaten. Damit lassen sich die Säuren innerhalb der Nahrung leichter neutralisieren, noch bevor sie ihre verhängnisvolle Wirkung entfalten können.

Folsäure ist ein sehr wichtiges Vitamin. Der Name Säure mag hier irreführen, doch die Folsäure ist im Körper nicht schädlich. Die Folsäure wird von den Zellen während der Zellteilung benötigt. Während der Teilung zerteilt sich die Zelle nicht einfach nur in zwei kleinere Zellen, die danach auf die ursprüngliche Größe der Mutterzelle anwachsen. Auch die DNS, die in der Mutterzelle einmal vorhanden ist, muss an die Tochterzellen weitergegeben werden. Um aus der einen DNS zwei zu machen, müssen die DNS-Stränge reproduziert werden.

Folsäure ist einer der wichtigsten Zutaten bei dieser Reproduktion. Ohne Folsäure steigt das Risiko für Mutationen und Fehlbildungen erheblich, was wiederum zu Krebs führen kann.

Folsäure kommt in vielen Nahrungsmitteln vor. Dazu gehören Eigelb, Aprikosen, Avocados, grünes Blattgemüse und Kürbis. Ebenso ist Folsäure in Fleisch enthalten. Insbesondere die Hühnerleber ist regelrecht damit vollgestopft.

Knoblauch eignet sich vor allem zur Vorbeugung von Magen-Darm-Krebs. Den Knoblauch kann man entweder roh oder gehackt und gebraten essen. Bevor man ihn jedoch roh ist oder in der Pfanne zubereitet, sollte man ihn 10 bis 15 stehen lassen. Dadurch kann erst der Stoff Allicin freigesetzt werden. Im Körper wirkt der Stoff entzündungshemmend, wodurch die Regeneration auf einem normalen Niveau bleibt. Weiterhin wirkt es antioxidativ. Auch dies wiederum ist gut in der Vorbeugung gegen Krebs. Sollte Krebs jedoch bereits ausgebrochen sein und sich im Endstadium befinden, ist von Knoblauch als Gegenmittel abzuraten.

Weintrauben sind ebenfalls ein sehr stark antioxidatives Nahrungsmittel. Dabei sind es vor allem die Kerne, die eine Wirkung gegen die Sauerstoffradikale erzeugen. Damit sind Weintrauben ebenfalls sehr gut geeignet, wenn es um die Vorbeugung von Krebs geht, aber bei der Bekämpfung für einen fortgeschrittenen Krebs weniger zu empfehlen.

Eine Ernährung, die sich an einem basischen PH-Wert orientiert, verhindert den Aufbau eines Milieus, in welchem sich der Krebs wohlfühlt. Ist die Ernährung dabei ausgewogen und voll von

Nährstoffen, Vitaminen und Mineralien, dann baut man sich damit ein starkes Immunsystem auf, das dem Angriff von entarteten Zellen widersteht und damit Tumore noch vor ihrer Entstehung verhindern kann. Zucker, künstliche Zusatzstoffe, genetisch veränderte Nahrung dagegen sind ein gefundenes Fressen für den Krebs und sollte stets vermieden werden.

Bewegung gegen Krebs

Ein weiteres Wundermittel gegen Krebs, das gern übersehen wird, ist die Bewegung. Bisher galt Schonung als die beste Medizin. Dabei führt jedoch die Schonung zu einem beschleunigten geistigen wie körperlichen Verfall, was die Widerstandsfähigkeit gegen den Krebs nur noch mehr vermindert. Bewegung dagegen hält den Geist fit und verhindert den Abbau des Körpers.

Wer dem Schock einer „Diagnose Krebs" unterworfen ist, sieht sich am Ende seines Lebens. Damit konfrontiert, möchten sich die meisten einfach nur noch zurückziehen und am besten das eigene Bett nicht mehr verlassen. Ärzte leisteten diesem Verhalten noch Vorschub. Aus Angst vor einer Rückkehr des Krebses gaben sie die Empfehlungen, die allgemein schwer kranken Personen gegeben werden. Dazu gehören die Bettruhe und die Vermeidung von jeglichem Stress. Es galt sogar für einige Zeit als sicher, dass gerade Sport Metastasen auslösen kann.

Sportmediziner haben mit Patienten bewiesen, dass bereits zwei Tage nach einer Krebs-OP ein Training beginnen kann und beginnen sollte. Natürlich sollte dieses Training kontrolliert und vor allem Schritt für Schritt erfolgen. Es geht nicht um einen Hochleistungssport. Es soll nur dem körperlichen und geistigen Abbau vorgebeugt werden. Ein behutsames Training, verbunden mit einer Krebstherapie, schützt vor allem vor einer Rückkehr des Krebses. Die Wirkung des Trainings entfaltet sich dabei auf verschiedene Arten.

Die erste Art war der Auslöser für den Versuch einer Bewegungstherapie. Sportmediziner haben beobachtet, dass Sportler gegenüber Krebs weit weniger anfällig sind als die Nichtsportler. Untersuchungen haben gezeigt, dass Sportler vor allem über weit mehr Killerzellen verfügen. Diese attackieren Tumore schon bei ihrer Bildung und zerstören diese, bevor sie irgendwelchen Schaden anrichten oder Metastasen bilden können. Dieses Prinzip, versuchten die Sportärzte auf andere Menschen anzuwenden. Wird ein Nichtsportler von Krebs befallen, dann soll der an die Behandlung anschließende Sport vor allem die Neubildung des Krebses beziehungsweise das Festsetzen von Metastasen verhindern.

Aggressive Therapien gegen den Krebs bringen, wie bereits angesprochen, erhebliche Nebenwirkungen. Die Begleit- und Folgeerscheinungen einer Krebstherapie wurden hier schon mit einer chemisch induzierten Krankheit gleichgesetzt. Sport wiederum hilft auch, diese Begleit- beziehungsweise Folgeerscheinungen einer Krebstherapie zu lindern.

Statistiken haben bewiesen, dass die Rückfallquoten für Leute, die Sport trieben, weit geringer waren. Damit ist die Bettruhe und jede Form von Inaktivität Gift für den Patienten und eine Hilfe für den Krebs. In nur 5 Tagen Bettruhe verliert ein Patient zwischen 20 und 30 % seiner Kraft. Diese zurückzugewinnen, würde für ihn ein Training von 12 Wochen bedeuten. Daher ist es besser, eben nicht zur Ruhe zu kommen und den Körper in Schwung zu halten.

Es klingt natürlich hart, wenn man sich als Krebspatient schlecht fühlt, eine Operation überstanden hat oder einfach nur schwach ist und dann auf einmal Sport treiben soll. Der Sport kann jedoch mit ein bisschen Bewegung im Bett beginnen und sich dann langsam aufbauen. Dass man sich so schlecht fühlt, dass man keine Kraft hat, das verdankt man der Bettruhe mindestens ebenso sehr, wie dem Krebs selbst. Eine alte Weisheit besagt, dass ein gesunder Geist in einem gesunden Körper steckt. Diese Weisheit ist wahr. Wer nur im Bett liegt, wird dabei ganz natürlich schwach. Wer schwach ist, hat einer Krankheit nichts entgegenzusetzen. Das Training ist also sowohl für das Wohlbefinden als auch für die Behandlung von erheblicher Bedeutung.

Bettruhe bedeutet neben einer allgemeinen Schwächung eine Abnahme des Herzvolumens um 10 Prozent innerhalb von nur 10 Tagen. Ein kleineres Herz pumpt weniger Blut mit weniger Sauerstoff und weniger Nährstoffen durch einen immer schwächeren Körper. Ein Teufelskreislauf beginnt. Man macht keinen Sport. Der Körper baut ab und man fühlt sich schwach. Weil man sich schwach fühlt, treibt man keinen Sport, und weil man keinen Sport treibt, baut man wieder ab. Der einzige Weg, dies zu durchbrechen und damit sich selbst zu retten, ist Sport.

Der Sport jedoch wirkt Wunder. Man wird stärker, man besiegt den Tumor und das Leben geht weiter. Ein Grund, warum der Krebs fast immer tödlich ist, ist, weil die Menschen sich bei einer „Diagnose Krebs" einfach selbst aufgeben, anstatt mit aller Kraft gegen den Krebs anzukämpfen. Nur wenn man selbst kämpft, hat der Arzt jedoch eine Chance, den Patienten zu retten. Heilung kommt nicht von allein.

In Köln gibt es ein Pilotprojekt für ein Training innerhalb der Krebstherapie. Dort trainieren Krebspatienten kostenlos und unter einer geringen Belastung. Die Folgen jedoch gleichen einem Wunder. Die Patienten verlieren nicht mehr ihr Gewicht. Sie erhalten ihre

Beweglichkeit. Müdigkeit und Fatigue-Syndrom verschwinden. Ängste und Depressionen hören auf. Die Patienten entdecken ihren Lebenswillen wieder und kämpfen für ihr Überleben. Dadurch können sogar Medikamente wieder abgesetzt werden. Die eigentliche Medikation gegen den Krebs wird zwar fortgesetzt, eine begleitende Behandlung mit Schmerzmitteln wird jedoch schnell überflüssig und abgesetzt.

Eine Ausnahme machen Patienten mit Leukämie. Hier wird eine sehr hoch dosierte Chemotherapie eingesetzt, die nicht mit einem Training behindert werden sollte. Das Training kann frühestens 48 Stunden nach Beendigung der Therapie langsam und behutsam beginnen.

Sport hat noch einen weiteren Nebeneffekt. Nicht nur steigert er das körperliche Wohlbefinden und die Widerstandskraft. Wer genügend Kraft aufgebaut hat, sollte unbedingt den Sport nach draußen verlagern. Dies gilt auch und vor allem im Bereich der Krebsvorbeugung. Wer also trainiert, um bei sich den Krebs gar nicht erst aufkommen zu lassen, sollte draußen trainieren. Natürlich geht es dabei auch um die frische Luft, viel wichtiger ist jedoch die Sonneneinstrahlung.

Die Sonneneinstrahlung führt im Körper zur Bildung von Vitamin D. Vitamin D ist die Medizin für das Immunsystem. Es verpasst den Abwehrkräften einen regelrechten Boost und gibt ihnen dabei eine bessere Chance, den Krebs selbst zu besiegen.

Vitamin D wird inzwischen von einigen Ärzten begleitend zu einer Chemotherapie verabreicht. Die Erfolge damit können sich sehen lassen und sind gleich doppelter Natur. Zum einen wird der Tumor zurückgebildet. Seine Größe verringert sich, sodass die Operation weniger kompliziert wird und weniger Nachwirkungen nach sich zieht. Gleichzeitig können die Operationen damit verschoben werden und die Patienten sehen einen Erfolg schon vor der Operation. Damit wird ihnen Mut gegeben und sie kämpfen selbst stärker gegen den Tumor in ihnen. Leider jedoch wird das Vitamin D noch immer nicht bei Tumoren angewendet, die bereits Metastasen gebildet haben.

Krebs auslösende Nahrungsmittel

So, wie es eine Ernährung gibt, die dem Krebspatienten hilft, den Krebs zu besiegen beziehungsweise den Menschen hilft, dem Krebs vorzubeugen, so gibt es auch eine Ernährung, die dem Krebs hilft. Damit versteht es sich von selbst, dass man diese Ernährung stets und ständig vermeiden sollte.

Ganz oben auf der Liste der Krebs auslösenden Nahrungsmittel befinden sich gentechnisch veränderte Organismen. Der Grund dafür liegt auf der Hand. Diese Nahrungsmittel wurden mit Stoffen behandelt, die eine Mutation begünstigen. Sie tragen diese Stoffe noch immer in sich. Weiterhin haben sie neue Eigenschaften ausgebildet, die man zwar denkt, alle zu kennen, die man aber doch nicht alle kennt. Daraus ergeben sich die negativen Folgen für den eigenen Körper.

Gelangen diese Organismen in den Körper, dann geben sie die Stoffe, die eine Mutation begünstigen, zuerst an den Magen und Darm ab und von dort werden sie über das Blut überallhin getragen. Das regt alle Zellen, die damit in Berührung kommen, zur Mutation an. Es wird also eine Veränderung der DNS begünstigt. Die Folgen einer solchen Mutation sind jedoch nicht absehbar und können nur allzu leicht in Krebs münden.

Die neuen Eigenschaften der gentechnisch veränderten Organismen sind, entgegen den Behauptungen der Konzerne, oft genug unvorhersehbar und haben dies in Versuchen schon mehrfach bewiesen. Die Folgen im Körper sind mindestens eine Schädigung beziehungsweise Reizung, die dann zu einer verstärkten Regeneration führen. Diese würde schon im Normalfall das Risiko auf eine Mutation erhöhen, doch hier wird diese verstärkte Regeneration in einem Umfeld betrieben, das Stoffe enthält, die die Chancen auf eine Mutation noch erhöhen.

Studien haben bereits bewiesen, dass die genetisch veränderten Organismen, zusammen mit den verwendeten Chemikalien, das Wachstum von Tumoren extrem begünstigen. Das gilt nicht nur für den Genuss dieser Organismen als Nahrung, sondern es reicht auch schon die Nähe zu einem Feld, auf dem diese Organismen angebaut werden.

Fleisch aus industrieller Produktion ist ein weiteres Krebsrisiko. Darunter fallen Würstchen, Speck, Frühstücksfleisch und Aufschnitt. All diese Produkte enthalten verschiedene Konservierungsstoffe. Das Fleisch selbst ist bereits Säure bildend, doch die Zusatzstoffe verstärken dies noch. Wir erinnern uns, Säure ist das, was die Krebszellen lieben.

Popcorn, fertig gekauft und in der Mikrowelle zubereitet, sind ein weiteres, schon längst bekanntes Krebs auslösendes Mittel. Dabei ist es nicht das Popcorn selbst, das Krebs auslöst, sondern die Chemikalien, mit denen es besprüht wird. Diese Chemikalien bringen neben den verschiedensten Krebsarten auch noch Unfruchtbarkeit. Das sind doch genug Gründe, um es zu vermeiden.

Limonaden sind ebenfalls sehr, sehr krebsauslösend. Das hat gleich mehrere Ursachen. Als Erstes stecken sie voller Zucker. Zucker jedoch füttert am meisten den Krebs. Dieser liebt den Zucker über alles. Zweitens sind die Limonaden mit den verschiedensten Chemikalien überfüllt. Damit lösen sie eine Menge ungewollter Reaktionen im Körper aus und wir erinnern uns an Virchow mit den Schäden und der

Regeneration. Schlussendlich sorgen der Zucker und die Farb- beziehungsweise Zusatzstoffe für ein außerordentlich saures Milieu, also dem perfekten Nährboden für einen Tumor.

Alles Lebensmittel, die mit dem Zusatz „Diät" versehen sind, lösen Krebs aus. Anstelle des Zuckers, der Krebs begünstigt, indem er den Krebs füttert, verwenden diese Lebensmittel Süßstoffe. Diese Süßstoffe füttern den Krebs nicht direkt. Darüber aber können sie ihn über ihre Reaktionen direkt auslösen und sie führen zu einem sauren Milieu, welches ebenfalls wieder den Krebs begünstigt.

Raffiniertes, weißes Mehl, wie es in vielen Lebensmitteln vorkommt, ist ebenfalls ein nachgewiesener Krebsauslöser. Es enthält eine Menge Kohlehydrate. Diese lassen den Blutzuckerwert erheblich ansteigen. Das sorgt wiederum für eine saure Umgebung und, zu allem Überfluss, ist es die perfekte Nahrung für einen Tumor. Der Verzehr von raffiniertem, weißen Mehl hat bei Frauen zu einem 22-prozentigen Anstieg der Brustkrebsrate geführt.

Raffinierter Zucker hat eine gleiche Wirkung, wie das raffinierte, weiße Mehl. Es lässt den Blutzuckerwert nach oben schnellen. Der Blutzucker ist eine gute Nahrung für den Tumor. Gleichzeitig sorgt es für ein saures Milieu, womit sich der Tumor so richtig zuhause fühlt. Raffinierter Zucker kommt in Kuchen, Plätzchen und all dem anderen süßen Kram vor, den man beim Bäcker oder im Supermarkt findet.

Obst, welches mit Chemikalien behandelt ist, bringt diese Chemikalien in den Körper. Dort schaffen sie nicht nur ein saures Umfeld, sie beschädigen auch die körpereigenen Zellen und sie begünstigen mit ihren Reaktionen die Mutation der Zellen bei ihrer Teilung. Alles, was Obst ist und nicht aus biologischem Anbau stammt, sollte also auch gemieden werden.

Während Fisch im Allgemeinen gesund ist, gehören Lachse aus einer Fischfarm nicht auf den Tisch. Die Umgebung in den Fischfarmen ist aufgrund der Ausscheidungsprodukte, die die Fische selbst produzieren, so ungesund, dass die Fische eigentlich alle eingehen würden. Damit das aber nicht passiert, werden die Fische mit den verschiedensten Chemikalien und Antibiotika vollgepumpt. Damit schaffen sie es, ihre Zucht zu überleben. Dumm nur, dass diese Chemikalien und Medikamente mit dem Fisch dann auch in den Körper desjenigen gelangen, der diesen Fisch isst. Dort bringen die Chemikalien und die Medikamente ein ungesundes Milieu, das sauer ist und gleichzeitig die Mutation der Körperzellen anregt. In anderen Worten, man bereitet mit dem Verzehr dieser Lachse ein Heim für einen Tumor vor.

Gehärtete Öle gehören auch gemieden. Sie werden den Nahrungsmitteln als Konservierungsstoff beigemengt. Sie verringern die Flexibilität der Zellmembranen. Das hat, wenn sie in den Körper gelangen, auch Auswirkungen auf die Zellen und deren Teilung dort. Damit steigt das Risiko für eine Mutation und damit das Krebsrisiko erheblich.

Profit durch Krebs

Womit verdient ein Arzt oder ein Pharmakonzern Geld? Mit einer Krankheit. Keine Krankheit bedeutet keine Kunden und damit keine Einnahmen. Damit gibt es zwei Feinde für die Ärzte und die Medikamentenhersteller. Das eine ist die Gesundheit der Bürger und das andere ist deren Tod. Es macht aber nichts, wenn der Tod droht und oft genug eintritt, solange man genug Bürger heilt, damit sie an eine Behandlung glauben und diese kaufen.

Es klingt hart, aber man stelle sich einfach eine Welt ohne AIDS, Krebs oder Diabetes vor. Was wäre das Erste, was geschehen würde? Eine Menge Arztpraxen müssten schließen und eine Menge Pharmaindustrie würde dem Tod der Praxen folgen.

Man muss sich nur mal die Katastrophe Diabetes ansehen. Heute gelten immer mehr Menschen mit Symptomen als Diabetespatienten, die vorher noch als gesund galten. Gesunde Menschen bringen aber kein Geld, also redet man sie krank, indem man ihnen weismacht, sie haben Diabetes.

Mit Krebs mag dies nicht genau so sein, doch das Prinzip ist das gleiche. Man kann Krebs einfach und leicht daheim heilen. Warum sagt das keiner? Warum gibt es teure Therapien, die oft genug nichts bringen. Warum werden einfach Vorschläge ignoriert? Ist es die Arroganz der alteingesessenen Ärzteschaft? Ist es die Arroganz der Pharmakonzerne?

Fakt ist, dass ein Arzt Geld bekommt, wenn er einen Patienten behandelt. Fakt ist, dass Leute, die in Krankenhäusern arbeiten, Geld verdienen. Dabei geht es weniger um die arme Schwester, sondern mehr um die Chefärzte. Das Krankenhaus ist ihr Business und der Patient ist ihr Kunde. Das Gute ist, dass dieser Kunde kommen muss, sobald er sich krank fühlt. Kann er sich jedoch selbst heilen, woher nähme der Chefarzt dann sein Geld? Wie würde der Arzt in seiner Praxis verdienen? Wie kann ein Pharmakonzern Geld machen?

Die Krankheit ist ein Geschäft. In diesem Geschäft geht es zwar auch um eine Heilung, doch dies nur, um den Kunden nicht sterben zu lassen. Das würde nämlich auch dem Geschäft schaden. Die erfolgreichen Behandlungen gegen Krebs werden ignoriert, nicht akzeptiert, totgeschwiegen, denn sie bringen kein Geld. Backpulver und Natronlauge, das ist zu billig verglichen mit einer Chemotherapie. Darum kann nicht sein, was nicht sein darf. Es wird also weiter gesäbelt, weiter gestrahlt, weiter vergiftet. Und auf Seite der Patienten? Dort wird weiter gestorben.

Das bedeutet nicht, dass alle Ärzte schlecht oder gewinnsüchtig sind. Viele widmen sich tatsächlich der Heilung der Patienten. Aber, nur mal so gefragt, schon mal was von einer Triage gehört?

Was ist eine Triage? Eine Triage ist das, was einen Arzt zu einem Todesengel macht. Kein Scherz! Fragen Sie Ihren Hausarzt nach einer Triage oder googeln Sie es einfach. Es existiert und jeder Arzt kennt es, denn jeder Arzt lernt es in seinem Studium. Aber nicht nur jeder Arzt lernt es, auch jeder Soldat, jeder Feuerwehrmann und jeder Polizist.

Eine Triage ist das Bestimmen, wer leben soll und wer stirbt. Ein Arzt hat einen Eid abgelegt, den Hippokratischen Eid. Dieser verlangt von ihm, zum Patienten nur zu einem Zweck zu gehen. Dieser Zweck ist es, ihn zu heilen. In einer Katastrophensituation jedoch, wenn zu viele verletzte oder kranke Personen zu einer Arztpraxis oder einem Krankenhaus gebracht werden, dann kann, soll und muss ein Doktor entscheiden. Dabei geht es nicht darum, dass der bedient wird, wer zuerst kommt. Es geht auch nicht darum, die zu behandeln, die es am schlimmsten erwischt hat. Es werden drei Kategorien gebildet. Die leichteste Kategorie, die Kategorie 1, die es mit Sicherheit überlebt, wird als Erstes behandelt. Dann folgt die Kategorie 2, diejenigen, die es wahrscheinlich überleben und nicht so viel Zeit oder Ressourcen zur Behandlung benötigen. Dann ist da noch die Kategorie 3. Diese Kategorie hat nur eine geringe Überlebenschance oder würde den Arzt zu sehr zu einer Rettung in Anspruch nehmen. Die Kategorie 3 wird aussortiert und dem Tode überantwortet. So weit, so schlecht. Befinden wir uns aber in einer Katastrophensituation?

Eine Katastrophe ist ein plötzliches Ereignis, das negative Auswirkung für eine große Anzahl Menschen hat. Kann aber eine Katastrophe nicht auch langsam kommen? Wie sieht es mit der Überbevölkerung aus? Wir sind schlicht und ergreifend zu viele Leute auf diesem Planeten. Das führt bereits jetzt zu Kriegen im Kampf um Rohstoffe, Nahrungsmitteln und Wasser und diese Situation wird nur noch schlimmer werden. Was wäre, wenn jeder Dritte an Krebs erkrankte und einfach stirbt. Das Problem der Überbevölkerung wäre gelöst.

Folgen wir für einen Moment der Triage. Die Kategorie 1 wären alle diejenigen, die nur ab und zu mal krank werden und ansonsten einen gesunden Lebenswandel führen. Die Kategorie 2 sind all die, deren Lebenswandel nicht unbedingt gesund, aber auch nicht unbedingt ungesund ist. Sie entwickeln Krankheiten, die sie jedoch überwinden können und die nicht oder meistens nicht chronisch sind. Die Kategorie 3 sind all die Schwachen und Unerwünschten. Sie haben keine Disziplin und stürzen sich auf das ungesunde Essen. Sie haben kaum Geld, denn sie haben nie studiert, nie ein Geschäft eröffnet und nie einen guten Job bekommen. Sie treiben keinen Sport. Sie beteiligen sich nicht oder kaum an der Gesellschaft. Sie bekommen AIDS oder Krebs und man kann sie sterben lassen. Klingt das weit hergeholt?

Dr. Richard Day hat 1969 in Pittsburgh eine Rede vor Ärzten gehalten. In dieser Rede ging es um Medizin und die kommenden globalen Veränderungen. Dabei ging es auch um das sogenannte Social Engineering. Es wurde anerkannt, dass die Welt ein Problem mit der Bevölkerungszahl bekommen werde. Während es bestätigt wurde, dass der Krebs besiegt ist und alle Arten von Krebs geheilt werden könne, so sollte dies jedoch nicht in die Tat umgesetzt werden. Der Grund dafür ist einfach. Wenn genug Menschen an Krebs sterben, dann verlangsamt es das Bevölkerungswachstum und kann die Überbevölkerung als Problem vielleicht sogar verhindern.

Aus der Sicht eines kühl und logisch denkenden Menschen macht dies absolut Sinn. Nach der Triage muss man abwählen, wer gerettet werden soll und wer nicht, wann immer die Situation zu gefährlich wird. Die Überbevölkerung stellt eine große Gefahr für die gesamte Menschheit dar. Da kann man die Welt dann ruhig in Kategorien einteilen. Das Gute dabei ist, aus dieser Sicht betrachtet, dass die Schwachen sich selbst aussortieren, indem sie all das ungesunde Zeug in sich hineinstopfen.

Stellen wir noch einmal die Frage: Wenn Krebs mit Backpulver so einfach besiegt werden kann, warum besiegen wir ihn dann nicht? Weil einige von uns das nicht wollen. Das Profitstreben steht über dem Leben und das Überleben der Menschheit steht über dem Überleben des Individuums. Letzteres ist besonders dann einfach, wenn es das Individuum selbst ist, das seine Zeit durch seine schlechte Ernährung und seinen schlechten Lebenswandel einschränkt.

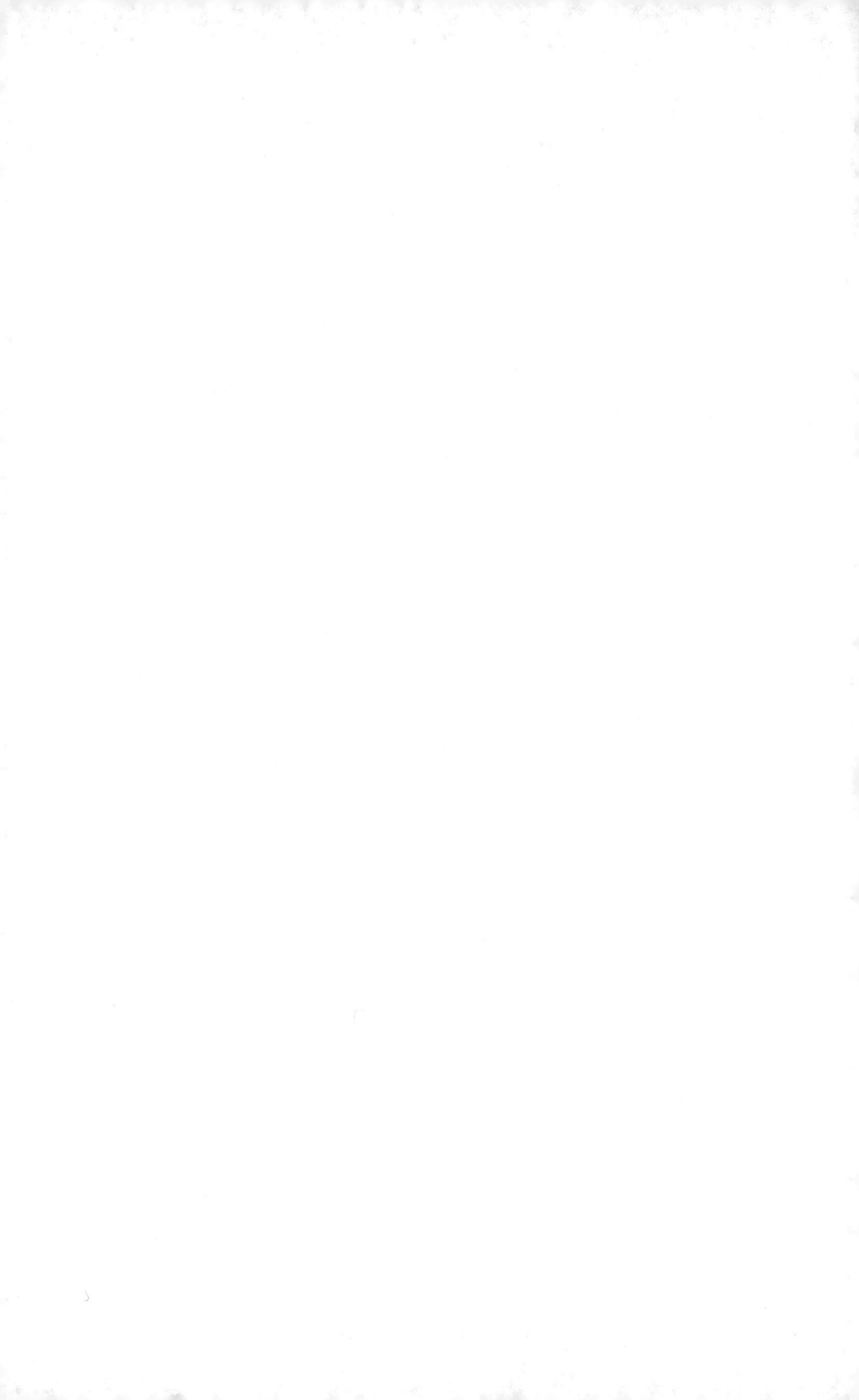

www.ingramcontent.com/pod-product-compliance
Lightning Source LLC
Chambersburg PA
CBHW071231220526
45468CB00002B/802